中西医结合
I 期心脏康复专家共识

国家心血管病中心

主 编 冯 雪

人民卫生出版社

图书在版编目（CIP）数据

中西医结合Ⅰ期心脏康复专家共识/冯雪主编.
—北京：人民卫生出版社，2016
ISBN 978-7-117-23083-4

Ⅰ．①中… Ⅱ．①冯… Ⅲ．①心脏病-中西医
结合疗法 Ⅳ．①R541.05

中国版本图书馆CIP数据核字（2016）第192403号

人卫智网	www.ipmph.com	医学教育、学术、考试、健康，
		购书智慧智能综合服务平台
人卫官网	www.pmph.com	人卫官方资讯发布平台

中西医结合Ⅰ期心脏康复专家共识

主　　编：冯　雪
出版发行：人民卫生出版社（中继线 010-59780011）
地　　址：北京市朝阳区潘家园南里 19 号
邮　　编：100021
E - mail：pmph @ pmph.com
购书热线：010-59787592　010-59787584　010-65264830
印　　刷：北京汇林印务有限公司
经　　销：新华书店
开　　本：850×1168　1/32　印张：4
字　　数：93 千字
版　　次：2016 年 9 月第 1 版　2016 年 10 月第 1 版第 2 次印刷
标准书号：ISBN 978-7-117-23083-4/R·23084
定　　价：18.00 元

打击盗版举报电话：010-59787491　E-mail：WQ @ pmph.com
（凡属印装质量问题请与本社市场营销中心联系退换）

《中西医结合 I 期心脏康复专家共识》
编委会名单

专家委员会 （按姓氏拼音为序）

動靜結合

愉悅康復

陳可冀

二〇一二年

五月　北京

序一　规范路径建立Ⅰ期心脏康复体系

本期发表的《中西医结合Ⅰ期心脏康复专家共识》在《美国心脏康复和二级预防项目指南（第5版）》基础上，收集和分析了近年来Ⅰ期心脏康复的临床研究证据，尤其是我国人群临床研究，并参考了日本、欧洲等发达国家相关指南，结合我国的临床实践，系统复习了文献，针对当前心脏康复热点问题，经专家组充分讨论，达成共识。

为了便于临床医生阅读和参考，本共识简本省略了对临床研究证据的引用和讨论，而直接写明有关Ⅰ期心脏康复适应证、康复方案选择、特殊患者处理、药物治疗及出院康复处方等方面的推荐，以达到实用的目的。

众所周知，专家共识总结和评价所有当前可及的临床研究证据，目的在于协助临床医生考虑某一诊断和治疗方法对治疗结果和受益/风险的影响，从而为特定情况下的个体患者选择最佳处理策略。共识不能代替教科书，也不能作为法律依据。共识帮助医务人员在他们的日常临床工作中做出选择，但有关个体患者的诊疗必须由经治医生决断。

本共识改变了过去主要翻译欧美指南的状况，融入我国传统医学，体现了我国特点，在下述几个方面值得读者关注。

一、首次对 I 期心脏康复进行标准化、规范化系统建设

我国心脏康复处于快速发展期，截至 2016 年我国成立的心脏康复中心已超过 200 余家。在这样快速发展的情况下，建立标准化、规范化体系是心脏康复在我国继续健康发展的关键。I 期康复是心脏功能恢复、建立康复意识等的关键时期，结合我国绝大多数医院的发展现状，此阶段最容易干预、患者依从性最高。因此共识第一部分即指出规范的 I 期心脏康复包含的内容及重要性，无疑对我国心脏康复在高速发展的态势下注重质量具有积极的指导意义。

二、经皮冠状动脉介入治疗中的 I 期心脏康复建议

对经皮冠状动脉介入治疗（PCI）患者 I 期心脏康复的目的是改变其焦虑和过度自我保护的心理状态，使者尽早开展运动康复，促进其早日回归职业和社会生活。

本共识建议急诊 PCI（GP）患者稳定后从 CCU 即开始心脏康复活动，从运动能力、营养、睡眠、心理、戒烟、呼吸功能、心功能等方面采用国际公认标准进行评估，评估患者情况，从而为选择适宜心脏康复措施提供重要参考。例如采用呼吸评定器和 Borg 评分评估患者呼吸能力和疲劳指数，以根据患者体力情况选择适宜强度康复方式。假如一位患者在完成当次训练后循环稳定，患者 Borg 指数评级 12~13 级及以下，下次训练时即可增加 10%~15% 的训练量。如果患者肺功能差，适当加强呼吸锻炼。反之，如果患者疲惫体弱，即需要缩短锻炼时间或锻炼

强度，增加间隔长度，并辅以营养支持。通过选择适宜评估和运动方式，可有效提高患者活动能力，避免不良事件的发生。

三、对冠状动脉旁路移植术的 I 期心脏康复建议

近年完成的冠状动脉旁路移植术（CABG）患者 I 期心脏康复临床研究证明，院内即开始干预可显著降低患者心血管事件再入院率和死亡率，缩短住院时间，提高患者生活质量。因此本共识建议从 CABG 围术期阶段即开展 I 期心脏康复全部项目的评估、宣教和预康复。

由于 CABG 是需要开胸完成的手术，患者术前的焦虑和抑郁发生率较高，术后患者进入重症监护室并进行机械通气治疗，增加谵妄发生可能性。因此本共识提示医务人员注重对患者心理状况和意识状态的评估，强调心理干预的重要性。

共识参考美国运动医学会的运动能力分级处方指南和国际通用评估方法，根据术后患者肌力评估情况、心肺运动试验、6 分钟最大步行距离试验制定运动方案，融入中国传统医学中的太极拳基本步、站立式 / 坐式八段锦锻炼帮助患者提高运动能力和积极性，降低运动过程不良事件发生率。

共识系统分析了 AHA/ACCF 的冠状动脉粥样硬化患者二级预防指南用药指导的意见，对阿司匹林（ I 类指证 A 级证据）、氯吡格雷替代（ IIa 类指证 C 级证据）、倍他乐克（ I 类指证 B 级证据）、ACEI/ARB（ I 类指证 B 级证据）进行归纳梳理，制定 CABG 患者术后药物管理方法。

另外，共识还参考了 AHA 营养指南结合我国患者饮食特点，对 CABG 术后患者营养状况进行客观定量评估并给予营养处方指导。制定患者进食时间、营养成分配备、营养途径的标

准，对胃肠道功能恢复开发提出建议。

四、关于心力衰竭的 I 期心脏康复建议

心力衰竭人群进行心脏康复的目的在于增加运动耐量、减少症状、改善生活质量、减少急性事件，因此评估患者特定的身体损害和功能障碍等问题具有重要意义。多项研究表明心脏康复在 NYHA 心功能 I~III 级心衰患者中疗效显著，急性心衰患者不适宜做运动康复。

基于心力衰竭患者的特定人群特点，生活质量评估应使用明尼苏达心衰质量量表 MLHFQ，关注患者 BNP 和 NT-proBNP 值，对不同分期患者采用不同运动康复方式，关注心衰患者的液体入量和药物管理，指导其学习间断监督及反馈的半自我管理模式。

五、中西医结合特色

本专家共识特别强调了我国传统医学对心脏康复治疗的指导性和有效性，不仅关注中药药物治疗，也关注太极拳、八段锦、中医呼吸导引对患者心肺功能提高的影响，以及采用药膳改善患者营养状态。经临床研究证实，中西医结合的心脏康复能够安全有效地改善心血管患者的生活质量，提高心脏康复治疗效益。

2016 年 7 月

序二 中西医结合做好Ⅰ期心脏康复

心脏康复需要贯彻全程医疗、全程康复与跨学科中西医结合全程综合管理的理念，以便改变以往一些医务人员重医疗轻预防康复的状况。各类心脏病在有关介入术后、各类心脏血管疾病手术后、以及心力衰竭等治疗后的Ⅰ期康复措施，对于整体病情的进一步康复，尤其重要。所以，此次《中西医结合Ⅰ期心脏康复专家共识》的制定，至为重要和及时。该共识参考近年来国内外相关的Ⅰ期临床心脏康复证据，经相关专家讨论，达成共识，对于其他相关人群的心脏康复及相对禁忌症，也有所建议。该共识在创新思维驱动下，规范了适合我国应用的Ⅰ期心脏康复适应症，提出了一系列具有个体化特色的、合理的综合处理措施，十分具体实用，其中包括医学康复、社会心理康复、检测心肺运动训练、危险因素控制、疼痛管理、营养调理、睡眠指导、戒烟管理、血压血脂血糖体重及共存疾病管理、以及中医辨证理疗和相关方药的合理应用等等，具有很好的指导与推广意义。在中西医结合运动处方方面，体现了我国传统医学强调的动静结合的思维，分别针对心脏康复对象的具体特点，提倡采用不同强度的太极拳、不同体位的八段锦、以及呼吸导引等，对于锻炼与改善心肺功能，提高锻炼安全性和改善机体功能，促进其加快进入Ⅱ和Ⅲ期心脏康复，具有积极的意义；该共识对心脏康复的各项评估以及出院后的进一步改善心脏功能措施，也提出了很实事求是的指导，很为实用。

陈可冀

2016 年 7 月

遵循共识，规范Ⅰ期心脏康复治疗

本期发表的《中西医结合Ⅰ期心脏康复专家共识》参考了近年来国内外心脏康复的临床研究证据、指南及专家共识，结合我国的临床实践，经专家组充分讨论，达成共识后编写而成。共识可以帮助医生在实践中有章可循，起到规范并指导临床应用的作用，具体到每个患者的个性化康复方案，则必须由经治医生决断。

心脏Ⅰ期康复是住院期间的心脏康复，是心脏功能恢复、建立康复意识、进行康复宣教等的关键时期。做好心脏Ⅰ期康复有助于提高患者的依从性，使患者主动参与到心脏康复中来。为了使心脏Ⅰ期康复标准化、规范化，专家组讨论和编写了本共识。该共识是我国第一个关于中西医结合Ⅰ期心脏康复的共识，含有具体的临床实践流程，具有可操作性和可推广性，有以下几个特点：

一、规范了Ⅰ期心脏康复适用人群及运动相对禁忌症

原则上，所有成人及儿童心血管病患者，包括冠心病及冠脉支架/搭桥术后、心脏瓣膜置换术后、心力衰竭、心肌病、心律失常、心脏移植术后、大血管及外周血管手术后、先心病等，均应接受Ⅰ期心脏康复治疗，只是由于耐受及疾病限制选择性进行运动康复及呼吸锻炼。康复要在保障生命安全的前提

下进行，因此也列出了相关的运动相对禁忌症。

二、首次详细描述 I 期心脏康复前的评估及宣教方案

心脏康复前进行评估是必要的，对康复治疗的效果是有利的。康复前的评估包括：①标准病史的评估；②运动能力的评估：包括肌力评估、IPAQ 评估量表、身体平衡能力评估、步行速度、柔韧性测定、日常生活能力的评估等；③营养、睡眠、心理、戒烟的评估：应用营养及日常活动评估表、匹茨堡睡眠质量指数量表（PSQI）、心理精神状态评估表、尼古丁依赖量表等进行评估；④呼吸功能、心功能的评估：应用心肺运动试验、肺功能测定、6 分钟最大步行距离实验 6MWT、呼吸肌力量评估、代谢当量与活动能力对照表、超声心动图、静息心电图、动态心电图、动态心排量评估等进行评估。

共识指出了患者教育的重要性，阐述了康复的具体内容，使患者认识到心脏康复是一种综合医疗手段，并逐渐形成一种全面关注的康复理念，学会自我管理。

三、首次提出中西医结合 I 期心脏康复的九大康复处方

共识首次提出院内 I 期康复主要包括九大部分：运动康复、营养支持、呼吸锻炼、疼痛管理、二级预防用药、心理疏导、睡眠管理、戒烟指导、中医理疗。并详细列出了九大康复处方在心内科介入治疗（经皮冠状动脉介入治疗、外周血管及大血管疾病介入治疗、先心病介入治疗、心律失常射频消融术后、起搏器植入术后）、心外科手术治疗（冠状动脉旁路移植

术后、心脏瓣膜置换术后、心脏移植术后，先心病外科术后、大血管疾病外科手术后）、心血管疾病保守治疗（心力衰竭、冠心病、急性冠脉综合征、心律失常等）Ⅰ期康复治疗中的应用建议。

四、阐明了出院前需重新评估与出院指导建议及Ⅰ期心脏康复过程中的注意事项

为了让病人顺利进行后续的康复，出院时需对患者重新评估，包括出院时身体活动能力评估，心肺功能评估。出院指导项目包括心血管危险因素评估与指导、二级预防用药指导、出院运动与日常生活指导等。

运动疗法前应注意患者症状、生命体征及服药情况等，并指出运动治疗中应该配备心电监护的情况，以及何种情况下暂时停止运动治疗、何种情况下增加运动内容，康复治疗过程中需要注意的情况和患者可以离床的条件。除此之外，还对Ⅰ期心脏康复过程中的急救流程进行了规范。

2016 年 7 月

前　言

　　据《中国心血管病报告 2015》显示，我国心血管疾病死亡占城乡居民总死亡原因的首位，心血管疾病严重威胁我国国民的健康。我国现有心血管病患者 2.9 亿，即每 5 个成人中有 1 人患有心血管疾病，每 5 例死亡者中就有 2 例死于心血管病。心血管疾病不仅给患者个体带来了肉体和精神上的损害并导致寿命的缩短，还给个人和国家带来了沉重的经济负担，因此，我们面临十分艰巨的心血管疾病防治任务。

　　近四十年来，我国对心血管疾病的认识及治疗有了很大进展，卫生保健的发展引发了一系列变化，心脏康复和二级预防逐渐发展成为也应该继续成为一个帮助人们改变生活行为、减少影响疾病进展的危险因素，降低疾病对生活质量、发病率和死亡率影响的过程。在我国，心血管的康复事业起步较晚，但需求很高。针对中国传统医学的优势开展有特色的心血管疾病的康复工作势在必行。因此为了最大程度地确保心血管疾病防治能够在临床证据的基础上更安全、有效及经济地进行规范的心血管疾病患者康复治疗，目前世界许多发达国家和国际学术团体纷纷制定了心脏康复指南，并采取措施促进指南在临床实践中取得实效。《中西医结合Ⅰ期心脏康复专家共识》（以下简称《共识》）是根据我国心血管病流行趋势和传统中医医学研究的进展，并参考了国内外最新研究成果和各国指南，广泛征求意见，由六十余家三级甲等医院近百位专家集体讨论和编写，历时 1 年完成的。

　　《共识》不仅适用于医疗、卫生、保健等专业人员，对患者及关注健康的公众也有指导意义。我们希望《共识》能成为指导我国与心血管疾病防治相关的医务人员临床实践的重要纲领性文件，进一步提高我国心血管疾病防治水平，促进健康中国战略实施。希望各级卫生行政部门、医疗卫生机构、专业团体及新闻媒体等积极宣传、推广和贯彻本《共识》，为全面推动我国心脑血管疾病的防治事业，遏制心脑血管病的增长态势而共同努力！

国家心血管病中心

2016 年 7 月

目　录

引　言

世界卫生组织在 1964 年首次对心脏康复进行定义，多年来持续发展的专家委员会和工作组对心脏康复的进展进行评价并提出建议。现在，世界卫生组织和世界心脏基金会等组织在国际间实现了心脏康复知识的共享，并把它传播到发展中国家。

心脏康复是通过综合的、整体的康复医疗，包括采用积极主动的身体、心理、行为和社会活动的训练与再训练，改善心血管疾病引起的心脏和全身功能低下，预防心血管事件的再发生，改善生活质量，为回归正常社会生活而进行的系统性治疗。心脏康复可以大幅度降低心血管疾病患者的死亡率和复发率，提高临床心血管治疗的有效性，降低医疗费用并明显提高患者的生活质量[1]。心脏康复分为三期，即 I 期康复（院内康复期）、II 期康复（门诊康复期）、III 期康复（院外长期康复），主要包括九大部分：运动康复、营养支持、呼吸锻炼、疼痛管理、二级预防用药、心理疏导、睡眠管理、戒烟指导、中医药干预管理。

I 期康复（院内康复期）是心脏功能恢复、建立康复意识、进行康复宣教等的关键时期，也是目前急需标准化、规范化的关键领域之一，结合我国目前医学事业发展的现状，I 期康复（即住院期间的心脏康复）是现阶段发展心脏康复切实可行的切入点。我们本着规范化、标准化发展中西医结合心脏康复的精神，《共识》编委会通过对现有循证医学证据的系统性回顾，并结合专家的临床实践经验，在Ⅰ期心脏康复方面以规范并指导临床应用。

《共识》制定过程中，编委会组织营养科、心内科、心外科、中医科、疼痛科、运动康复等领域的多位权威专家进行了两次线下讨论和多次网络讨论，专家们提供了对于共识如何实施、如何将中西医优势融合、如何切合我国国情的真知灼见，其中包括：①对心脏康复发展的趋势与思考，跨学科合作；②组织临床观察性研究以总结出适应我国心脏康复人群的运动风险分层，干预性研究验证中西医结合心脏康复方案有效性等。

《共识》最大的挑战是推广实施，《共识》制定之后需要通过继续教育，以更好地被临床实践接纳，为此本共识重视可操作性和可推广性，推广计划含有具体的临床实践流程，以便在有条件的医疗机构落实实施，使共识切实发挥其指导防治心血管病的作用。

《中西医结合Ⅰ期心脏康复专家共识》编委会

2016 年 7 月

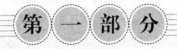

第一部分

心脏康复适用人群及运动相对禁忌症

一、心脏康复适应人群

原则上，所有成人及儿童心血管病患者，包括冠心病及支架/搭桥术后、心脏瓣膜置换术后、心力衰竭、心肌病、心律失常、心脏移植术后、大血管及外周血管手术后、先心病等，均应接受心脏康复治疗，只是由于患者耐受力不同及疾病限制，临床只是选择性地进行运动康复及呼吸锻炼。

二、心脏康复运动康复相对禁忌症 [2~4]

1. 安静时心率＞120 次 / 分
2. 安静时呼吸频率＞30 次 / 分
3. 血氧饱和度（SPO_2）≤90%
4. 运动前评估收缩压（SBP）＞180mmHg 或舒张压（DBP）＞110mmHg
5. 72 小时内体重变化 ±1.8kg 以上
6. 随机血糖＞18mmol/L
7. 安静时心电图上可以明确观察到有新的缺血证据

8．不稳定性心绞痛发作时

9．导致血流动力学不稳定的恶性心律失常

10．确诊或疑似的脱离型大动脉瘤、动脉夹层术前

11．感染性休克及脓毒血症

12．重度瓣膜病变手术前或心肌性心脏病心衰急性期

13．临床医生认为运动可导致的神经系统恶化、运动系统疾病或风湿性疾病

14．患者不愿配合

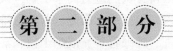

第二部分

入院评估及宣教

一、术前 / 入院评估[5]（具体评估及操作量表见附录一～十四）

1. 标准病史的评估（病史一般资料采集登记表）。

2. 运动能力的评估（身体活动能力评估包括肌力评估、IPAQ 评估量表、身体平衡能力评估、步行速度、柔韧性测定、日常生活能力评估）。

3. 营养、睡眠、心理、戒烟的评估 [建议应用营养及日常活动评估表、匹茨堡睡眠质量指数量表（PSQI）、心理精神状态评估表、尼古丁依赖量表]，PSQI 评估＞7 时，应用睡眠脑电图监测再次评估。

4. 呼吸功能、心功能评估 [心肺运动试验、肺功能测定、6 分钟最大步行距离实验（6MWT）、呼吸肌力量评估、代谢当量与活动能力对照表、超声心动图、静息心电图、动态心电图、动态心排量评估]。

二、患者教育

成年人学习理论是对住院患者实施教育的基础。患者教育的目的是让患者对自身疾病进行简单了解，认识到心脏康复是一种综合医疗手段，包括运动康复、营养支持、呼吸锻炼、心理干预、疼痛管理、睡眠管理、戒烟干预、常规心血管药物治疗、中医药干预管理等九个方面，通过各种形式的心脏康复教育（推荐方式：康复手册、微信公众号、微视频、康复幻灯片等），逐渐形成一种全面关注的康复理念，学会自我管理。通过宣教使患者对手术场景及过程预知晓，缓解手术前后焦虑与抑郁状态。

1. 宣教内容

（1）对疾病的认知

（2）康复对疾病的意义

（3）建立康复理念

（4）手术场景及过程的预知晓

（5）呼吸锻炼

（6）运动康复

（7）疼痛评估

（8）饮食指导

（9）心理适应指导

（10）并发症的监测与指导

2. 患者教育举例[6]

目的	教学计划
	如何处理突发心脏问题
	（急救计划）
	什么时候应用
帮助患者准备发生在家里的心	（1）患者或家庭成员需要时
脏急救事件行为计划	（2）住院患者，计划出院时
（课程时间 20min）	

期望达到的学习效果

心脏病患者或家庭成员

（1）回顾他／她心脏病发作时的描述，并与通常的征兆或症状比较。

（2）描述相似／疑似症状出现时采取行动的正确步骤和顺序。

（3）说明不能因等待或受惊而浪费时间的重要性。

（4）选择某种应急识别方式。

内容概括

1. 目的

2. 症状识别

    A. 请患者描述急性事件的症状

    B. 结合患者自己的经历，回顾心脏病发作时通常的征兆或症状

    C. 关注胸痛／不适的特征，因胸痛再发常常需要特别关注（是否发作、何时发作等）。

    D. 反复告诫患者事件再发生的可能性小，但"发生时采取措施"计划对每个人来说都很明智。

3. 行为计划

    教导患者如果有其他冠心病发作的征兆／体征时应采取以下步骤：

    （1）停止正在从事的任何事情。

    （2）马上坐下或躺下。

    （3）如果症状 1~2min 没有开始缓解，然后

    如果有硝酸甘油

    —在舌下放 1 片。

    —希望 3~5min 缓解。

    —如果不适感持续存在或加重，舌下再放 1 片硝酸甘油。

    —再等 5min，必要时再放 1 片硝酸甘油。

    如果没有硝酸甘油

    —马上呼救，呼喊附近的人，让他们拨打求救电话。

    —需要紧急转运到最近医院的急诊室。

    —时间是减少心脏损害的关键。

续表

—不要花时间试图联系医生办公室。

—不要担心可能错误报警或者没有必要打扰医院工作人员。

4. 确认方式

　　A. 出示患者急救登记条目（比如：医学警报手链，装硝酸盐的吊兜、袖珍心电图）。

　　B. 建议患者选购其一（一旦决定了某种选择就要提供信息）。

5. 问题和解答

教学方式

和患者或家庭成员一对一讨论。

教学辅助

（1）AHA 小册子——心脏病发作或卒中：征兆或行动

（2）医院对硝酸甘油的使用说明（是否应该应用而没有用）

（3）医疗警示索取单

学习内容评估

开始时间：指导者决定

——评估结束

——第 2 天（住院患者）

——下一次就诊（门诊患者）

结局：预期结果

1. 要求患者口头回答第 1~3 题

2. 要求患者对第 4 题进行选择

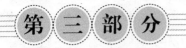

第三部分
Ⅰ期心脏康复在心脏病介入治疗中的应用建议

一、经皮冠状动脉介入治疗（percutaneous coronary intervention，PCI）Ⅰ期心脏康复

（一）术前心脏康复及宣教

普通 PCI 患者进行全部项目的评估、宣教和预康复；急诊 PCI（GP）的患者，早期需严密观察病情，并在稳定后从 CCU 开始心脏康复活动。

（二）术后病房心脏康复

GP 患者术后可能要在 CCU 内进行监护，心脏康复内容要循序渐进，与病房类似，以下为患者术后病房内的心脏康复。

1. 评估

（1）肌力：每日进行肌力评估（见附录二）。

（2）呼吸状态：每日依据血气结果、胸片情况、血氧饱和度及胸廓起伏、呼吸肌力量评估（使用呼吸评定器，可评估吸气时的功率/吸气肌肌力、吸气量、气流速度等）、代谢当量与活动能力对照表（见附录十四）等评估患者的呼吸功能与肺功能。

（3）疼痛：告知患者自身疾病常见疼痛的性质、部位等，指导患者区分发病时疼痛与其他疼痛，发生疼痛及时通知医护人员，应用数字分级法（NRS）、脸谱评分法（Wong-Baker 脸）及疼痛脑电图监测，识别疼痛性质（见附录十五）。

（4）睡眠：每日结合患者主观评估及匹茨堡睡眠质量指数量表（见附录九）评分判断患者睡眠质量 PSQI 评估＞7 时，行多导脑电图睡眠质量监测。

（5）心理：进行焦虑、抑郁量表评分（见附录十）。

（6）营养：根据营养及日常活动评估表进行营养评估（见附录八）。

2. 干预

（1）运动康复：患者一旦脱离急性危险期，病情稳定，运动康复即可开始[5]。

参考标准：①过去 8h 内无新发或再发胸痛；②心肌损伤标志物水平（肌酸激酶 CK-MB 和肌钙蛋白）没有进一步升高；③无明显心力衰竭失代偿征兆（静息时呼吸困难伴肺部湿性啰音）；④过去 8h 内无新发严重心律失常或心电图改变。

病情稳定，评估合格，术后可以开始被动和 / 或主动肢体活动，主要活动部位为四肢＋核心肌群，活动强度依据心率和/或 Borg 评分（12~13 分为宜）[7]。运动康复应循序渐进，从被动运动开始，逐步过渡到坐位、坐位双脚悬吊在床边、床旁站立、床旁行走，病室内步行以及上 1 层楼梯或固定踏车训练[8]。

介入治疗后早期，穿刺部位局部制动或穿刺肢体制动，其他肢体进行热身活动或局部按摩，制动时间结束，局部没有出血倾向者，辅助患者坐起、独立坐起、侧坐、下地。

1）经历急性期的患者：病情平稳后，按照运动康复七步法（见附录十八）进行活动；

10

2）未经历急性期的患者：根据患者病情，运动从运动康复七步法的第3~4步起步；

（2）呼吸锻炼：每日的呼吸锻炼[6]包括腹式缩唇呼吸、呼吸训练器、呼吸操、中医呼吸导引。

腹式缩唇呼吸每次5~10分钟，每天2~3次，呼吸训练器开始时使用最大呼吸肌肌力（MIP）50%的负荷，一旦患者能完成该步骤，则一次增加1/2的阻力或5cmH₂O，每天2次，每次20~30下。根据患者体力、伤口等情况指导患者每天做1~2次呼吸操。酌情进行中医呼吸导引（见附录十九），每天2次。

若患者当次训练完成后循环稳定（观察要点：心率、血压、呼吸等），患者主诉不累或稍累（Borg指数评级12~13级），下次练习时即可增加10%~15%的训练量。如患者肺功能差，适当加强呼吸锻炼。CCU机械通气患者的呼吸治疗参见第四部分相关内容。

注意事项：

1）所有训练均应选择餐前或餐后半小时以上的时间；

2）注意观察患者面色、神态及生命体征，如有不适，不宜强行训练；

3）锻炼量：个体自觉稍累而无呼吸困难，心率较安静时增加<20次/min，呼吸增加<5次/min为宜；

4）如训练过程中出现心衰、呼衰，及时处理，必要时停止训练；

5）疲惫体弱：缩短锻炼时间或锻炼强度，增加间隔长度，营养支持；

6）严重肺大泡的患者禁忌呼吸训练器的练习。

（3）疼痛：根据评估结果给予干预，包括：心理疗法、自控止痛泵、止痛药物及其他，并可酌情采用中医辨证处方、针灸及手法按摩等方式综合干预（见附录二十）。

（4）睡眠：根据结果给予相应的心理、药物及其他行为干预，并进行干预后评估。其中主诉包括入睡困难、多梦、睡眠不深、易醒、醒后不易再入睡、醒后白天困倦或 7 分＜PSQI 评分＜15 分的患者适合采用中医辅助睡眠治疗，可酌情采用中医辨证方药、中药沐足、穴位敷贴及腹针疗法等。

（5）心理：根据焦虑、抑郁量表评分，如患者存在轻至中度焦虑、抑郁等心理问题，可以由专业的心理咨询师、治疗师进行心理干预并酌情使用中医心理疏导情志相胜、言语开导、移精变气等法则，如果存在中重度焦虑、抑郁等心理问题，在心理干预的前提下，考虑加用药物治疗并酌情使用中医辨证处方（见附录二十二）辅助。药物治疗包括选择性 5- 羟色胺再摄取抑制剂（SSRI）、氟哌噻吨美利曲辛及苯二氮䓬类等。

（6）营养：患者回到病房后，鼓励患者多饮水，一般在 6~8 小时内饮水 1000~2000ml，尿量达到 800ml，以便注入体内的造影剂通过肾脏排出 [9]。饮食普食即可，进食一些低盐、低脂、易消化的食物，并根据营养评估结果对症给予营养干预，可酌情根据患者体质进行中医辨证选择食物及制作药膳辅助（见附录二十三）。

3. 术后药物管理 [10]

（1）抗血小板药物：若无禁忌症，所有冠心病患者均应长期服用阿司匹林 100mg/d。若不能耐受，可用氯吡格雷 75mg/d 代替。发生 ACS 或接受 PCI 治疗的患者，需在阿司匹林 100mg/d 基础上联合应用一种 $P2Y_{12}$ 受体拮抗剂（替格瑞洛 90mg Bid，氯吡格雷 75mg/d），并至少维持 12 个月。ACS 患者

PCI 术后也可口服普拉格雷 10mg/d 联合阿司匹林，疗程至少 12 个月。

（2）β 受体阻滞剂和 ACEI/ARB：若无禁忌症，所有冠心病患者均应使用 β 受体阻滞剂和 ACEI，如患者不能耐受 ACEI，可用 ARB 类药物代替。β 受体阻滞剂可选择美托洛尔、比索洛尔和卡维地洛，个体化调整剂量，将患者清醒时静息心率控制在 55~60 次 /min 为佳。如患者当日需进行一定强度的运动康复，同时调整用量。

（3）他汀类药物：若无他汀类药物使用禁忌症，即使入院时患者 TC 和（或）LDL-C 无明显升高，也可启动并坚持长期使用他汀类药物。

（4）中医药[11]：

1）急性发作期：中成药如苏合香丸、速效救心丸、宽胸气雾剂等皆可在心痛发作时含服、喷雾或吞服，但不宜过用久服。

2）慢性缓解期：多根据患者病情的辨证分型选择中成药制剂：对心血瘀阻者，可使用丹参多酚酸盐静脉滴注，或口服通心络胶囊、复方丹参滴丸、地奥心血康以活血化瘀、通脉止痛；对气虚血瘀者，可选用芪参益气滴丸、精制冠心片、圣地红景天以益气通脉，活血止痛；对寒凝心脉者可选用麝香保心丸等温通心阳、散寒止痛；对瘀浊互结者可选用丹蒌片化浊活血，宽胸通阳；合并心悸者可选用稳心颗粒、参松养心胶囊益气养阴，复脉定悸；血脂调节障碍者可选用血脂康胶囊调节血脂代谢。但中药与西药之间可能存在一定的交互应用，期待进一步的临床实践以获得更为广泛的研究证据。

（三）出院评测及康复处方

参见第六部分出院前康复处方与指导。

二、其他心血管疾病介入治疗Ⅰ期心脏康复

（一）外周血管疾病 [6]

外周血管疾病提到的康复要点与手术无关，手术后康复方案基本同PCI，没有特殊的外周血管介入的康复指南证据。但需在进行踝肱指数（Ankle Brachial Index，ABI）评估之后继续进行以上全部项目的评估、宣教和预康复；其踏车和轨道上行走是最有效的，最初符合级别设定在3~5min内会引发跛行症状，患者在这个负荷下步行直到出现中度跛行症状，然后站立休息或坐下一小段时间使症状消退。

（二）大血管疾病介入治疗 [6]：

Ⅰ期康复同PCI，术前康复项目应除外肌力评估、呼吸评估和呼吸锻炼；运动康复部分参考PCI经历急性期的患者，不宜过早大幅度活动。

（三）先心病介入治疗——经皮导管伞封堵 [6]：

成人术后Ⅰ期同PCI，青少年及儿童应更加重视运动康复治疗，因其年龄结构的特殊性，容易存在手术后的心理创伤，但青少年的成长发育离不开运动，所以青少年及儿童应该尽早进行心理干预，鼓励早期运动康复。

同时，应该重视患儿家长特别是患儿母亲的心理干预及教育，防治因家长过度保护心理的出现而拒绝让患儿运动治疗造成的对后期运动康复顺利进行的影响。

（四）心律失常介入治疗——射频消融、植入ICD、CRT、CRT-D等起搏器 [6]：

运动方面：植入ICD、CRT、CRT-D等起搏器，为避免电极移位，要求患者在4周后才能进行任何形式的训练，特别是

上肢的运动，因为装置植入位置在左侧胸部。

在对 ICD 植入患者进行运动试验或者训练时，应该避免能够诱发室颤或者抗心动过速起搏干预的强度的活动，一定要先进行极量或者症状限制性运动试验[7]。

重视术后心律管理，制定运动锻炼计划应该更加严格监测心律，根据心律的具体情况及时调整植入的装置、活动量等，必要时使用抗心律失常药物辅助，避免过多的电击或电池过度耗电的情况出现。过多的电击容易造成患者心理的恐惧，影响患者后期心脏运动康复的进行。

对 ICD 植入患者可以早期进行心理干预，因为 ICD 植入患者由于害怕压力或者情绪激动会激活装置而限制体力活动，因此给他们的社交生活和工作造成不利的影响，产生过度保护以及恐惧情绪。早期对患者及患者配偶等家人的心理干预，有助于患者心理及社会职能的早日恢复。

第四部分

I 期心脏康复在心脏病外科手术治疗中的应用建议

一、冠状动脉旁路移植术（coronary artery bypass graft，CABG）I 期心脏康复

（一）术前心脏康复及宣教

冠状动脉旁路移植术（CABG）的患者进行全部项目的评估、宣教和预康复[5]。

预康复：术前教会患者术后呼吸锻炼及运动康复要点，并规律练习，可以在术前使患者的肺功能和运动能力达到一个较好的状态，还可以使患者在术后早期轻松回忆康复要点，并熟练应用。

1. 呼吸锻炼　腹式缩唇呼吸、呼吸训练器、呼吸操、有效咳嗽、拍背体疗、中医呼吸导引（见附录十九）。

2. 肢体运动练习　教会患者术后肢体运动，如曲肘、屈膝、翻身。主动活动：握手、足部背侧曲、抬腿、坐起、坐起转腰、弯腰体屈、坐式八段锦、太极拳基本步、站立式八段锦等。

（二）术后 ICU 心脏康复：

1. 评估　每日对肌力、呼吸状态、疼痛、睡眠、心理、

营养进行评估，除疼痛评估外，具体评估方法同第三部分相关评估。

疼痛：每日对于清醒但保留气管插管或气管切开的患者评估疼痛时可以应用 Cpot 评分，非机械通气的患者同第三部分疼痛评估。

2. 干预

（1）运动康复[12]：所有在 ICU 内时间 ≥ 2 天的患者，每日 8am~8pm 需床头抬高 > 30°。

机械通气的患者在进行呼吸锻炼、脱机治疗时一般不进行任何运动康复，待呼吸锻炼结束休息 30min 后再进行运动康复。

病情稳定，评估合格，排除禁忌症，辅助患者进行姿势训练：半坐起、坐起、独立坐起，活动部位为四肢 + 核心肌群，活动强度依据心率和 / 或 Borg 评分（12~13 分为宜）[7] 而定。

根据患者肌力评估情况制定运动方案。

1）肌力 ≥ 5 级：

①抗阻训练：哑铃上举、花生球、踏车等；

②有氧运动从 5~10min 起步，每 2~3 日递增 20%；

③练习太极拳 [9、10] 基本步 5~10min/ 次，2~3 次 / 日；

④练习站立式八段锦 1 套 / 日。

2）肌力在 3 级至 5 级范围，无肌肉萎缩：

①辅助坐起逐渐过渡到独立坐起、完成弯腰训练；

②肌力训练：从主动运动开始，包括曲肘、抬臂、屈膝、抬腿、握手、足部背侧曲、曲肘、屈膝、抬臂、抬腿，逐渐过渡到抗阻训练，包括哑铃上举、花生球；

③有氧运动从 5~10min 起步，每 2~3 日递增 20%；

④练习太极拳 [9、10] 基本步 5~10min/ 次，2~3 次 / 日。

3）肌力在 3 级至 5 级范围，有明显肌肉萎缩（上臂臂围≤术前的 80%）：

①肌力训练：从主动运动开始，包括曲肘、抬臂、屈膝、抬腿、握手、足部背侧曲、曲肘、屈膝、抬臂、抬腿，逐渐过渡到抗阻训练，包括哑铃上举、花生球；

②有氧运动从 5~10min 起步，每 2~3 日递增 20%；

③练习坐式八段锦（动作幅度宜小）1 套 / 日；

④练习太极拳 [9、10] 基本步（可耐受独立站立者）5~10min/d。

4）肌力＜3 级：

①肌肉力量训练（电刺激、免负荷训练）；

②协调性训练；

③平衡性训练：静态平衡训练、自动态平衡训练及他动态平衡训练；

④有氧训练；

⑤练习坐式八段锦（动作幅度宜小）1 套 / 日。

（2）呼吸锻炼

1）机械通气的患者：锻炼的强度和频率由患者的血气结果、胸片结果等来决定 [7]。

①体疗膨肺、呼吸机疗法（肺复张等）；

②脱机训练：脱机呼吸锻炼、减容呼吸锻炼；

③气管插管患者进行腹式呼吸，气切患者进行腹式缩唇呼吸，每次 5~10min，每日 2~3 次，锻炼时可适当调节呼吸机参数，推荐在患者自主呼吸的状态下进行。膈肌功能障碍的患者加强呼吸锻炼及辅助呼吸肌的训练，如快吸慢呼、按摩或刺激辅助呼吸肌等。

2）非机械通气的患者

包括：腹式缩唇呼吸、呼吸训练器、有效咳嗽、体疗仪、拍背、呼吸操。

评估合格，排除禁忌症。（具体方法及注意事项参见第三部分相关内容）

（3）疼痛：根据评估结果给予干预，包括：心理疗法、自控止痛泵、止痛药物及其他，并可酌情采用中医辨证处方、针灸及手法按摩等方式综合干预（见附录二十）。

（4）睡眠、心理干预：参见第三部分相关内容。

（5）营养：根据营养评估结果对症给予营养干预[13]。

1）普通患者经口进食：心脏手术后，若无其他意外情况，绝大多数患者在术后 12~18 小时均可直接经口正常饮食。在术后早期（48 小时内）没有必要给予额外的静脉营养支持。饮食原则一般从半流食 [15~20kcal/（kg·d）] 开始，在 2~3 天内即可过渡到普食 [20~35kcal/（kg·d）]。在术后早期要注意根据血浆蛋白水平适当补充白蛋白或新鲜血浆。指导患者进食一些高蛋白、低盐低脂、促进胃肠功能恢复的饮食，糖尿病、高脂血症的患者加强营养的同时注意监测血糖和血脂情况。可酌情根据患者体质进行中医辨证选择食物及制作药膳辅助（见附录二十三）。

2）危重患者 PN（parenteral nutrition）+EN（enteral nutrition）

①营养支持治疗的时机：一般选择在术后 48~72 小时开始。

②营养支持治疗的方式和途径

原则：早期 PN，迅速实现 PN+EN，尽早转为 EN。

一般在术后 48~72 小时开始给予部分 PN 支持 [20~25kcal/（kg·d）]，术后 3~5 天 PN 逐渐达到 REE 标准 [25~30kcal/（kg·d）]，并且在 4~5 天肠鸣音恢复后开始给予 1/4 浓度 EN 合剂 500ml/d 分次间断灌胃，逐渐过渡到原浓度 EN 合剂 500ml/d；一般在术后 6 天左右才完成 EN 的过渡。在此期间，应根据情况给予胃肠道动力药或解痉收敛药物。

③能量的提供和营养配比

营养成分提供热量：脂肪 1.2g/（kg·d）（9kcal/g），葡萄糖 3g/（kg·d）（4kcal/g），氨基酸 1.8g/（kg·d）（4kcal/g）。目前对于心脏术后危重患者 PN 的应用有以下几条原则：A. 按照 REE[30kcal/（kg·d）左右] 进行营养配给，避免营养过剩，底物应为脂肪 + 葡萄糖 + 氨基酸；B. 降低葡萄糖在能量配比中的比例 30%~50%，脂肪 40%~50%；C. 提高蛋白质供给，降低氮热比在 1：（100~150）左右，氮钾比为 1g：5mmol。对于 PN 的配置，由于心脏外科术后的特殊性（总量控制，避免循环容量波动等），PN 的实现应以 all in one（三升袋）形式配置，由微量泵经中心静脉恒速泵入为好，成人营养液总量应控制在 1000~1500ml/d 左右（要注意量出为入）。为减少 PN 的并发症，脂肪乳应尽量选用中长链脂乳，并且其乳化微粒越小越好；氨基酸制剂应覆盖所有必须氨基酸，必要时需补充支链氨基酸。其他成分：低磷血症（甘油磷酸钠注射液）、锌缺乏症（多种微量元素注射液）、谷氨酰胺缺乏（丙氨酰谷氨酰胺）。

EN 的选择和治疗尚没有固定标准。各产品按标准配制后所提供的能量均为 1kcal/ml，其中脂肪含量相仿，但其蛋白质形式从氨基酸到水解陈各不相同，理想的 EN 合剂应该包含食物纤维，并且应以水解粗蛋白或整蛋白作为蛋白供应（含有酪蛋白等）；配制后的渗透压要低，接近正常肠道渗透压，以减少高渗性腹泻的发生。

3）胃肠道恢复开发：包括嚼口香糖、腹部按摩、及早进行肠内饮食、给予胃肠动力药物、中医辨证营养支持等（见附录二十三）。

（三）术后病房心脏康复

指导下的间断监督及反馈半自我管理模式——病房康复任

务卡[5]。

1. 运动康复 病情稳定，评估合格，协助患者进行康复活动，活动方式为四肢＋核心肌群的活动，活动强度依据心率和/或 Borg 评分（12~13 分为宜）[7]。依据运动康复七步法（见附录十八），患者从坐起、独立坐起、侧坐、下地过渡到快走、上楼梯等。

2. 呼吸锻炼 术后每日进行拍背、有效咳嗽、腹式缩唇呼吸、呼吸训练器、呼吸操、中医呼吸导引（见附录十九）。

3. 疼痛、睡眠、心理的评估与干预 延续 ICU 的方法。

4. 营养的评估与干预 延续 ICU 内普通患者经口进食营养处方，饮食原则一般从半流食 [15~20kcal/（kg·d）] 开始，在 2~3 天内即可过渡到普食 [20~35kcal/（kg·d）]。术后早期要注意根据血浆蛋白水平适当补充白蛋白或新鲜血浆。指导患者进食一些高蛋白、低盐低脂、促进胃肠功能恢复的饮食，糖尿病、高脂血症的患者加强营养的同时注意监测血糖和血脂情况。指导家属进行适当的胃肠按摩，加强经口进食，促进体能恢复，可酌情根据患者体质进行中医辨证选择食物及制作药膳辅助（见附录二十三）。

5. 术后药物管理

（1）基本的"三联"用药包括：抗血小板药物、β 受体阻滞剂及硝酸酯类药物。有心肌梗死史的患者应加用肾素血管紧张素转换酶抑制剂（ACEI）或血管紧张素受体阻滞剂（ARB）。另外，冠状动脉搭桥术后应严格控制血脂、血糖和血压。即使没有高脂血症，冠状动脉搭桥术后 1 年内服用降脂药也可提高远期疗效。有糖尿病的患者应服用降糖药或使用胰岛素，有高血压的患者，应服用降压药。

（2）抗血小板药物：主张冠状动脉搭桥术后应用双联抗血

小板治疗，即阿司匹林联合 P2Y$_{12}$ 受体拮抗剂。阿司匹林是最经典的冠状动脉搭桥术后抗血小板药物（Ｉ类指征 A 级证据），其主要药理作用是减少血管内皮损伤和血小板激活引起的桥血管内血栓形成。但阿司匹林必须于搭桥术后 48 小时内口服，超过 48 小时则疗效下降，服用剂量在 100~325mg，国内患者通常接受 100mg 的维持剂量，建议终身服药。口服阿司匹林能显著降低围手术期患者死亡率、心梗、脑梗、肠梗死及肾功能衰竭的发生率，还能增加静脉桥 1 年内的通畅率，降低不良心血管事件的发生率。P2Y$_{12}$ 受体拮抗剂主要包括替格瑞洛及氯吡格雷，替格瑞洛的使用方法为 90mg、2 次 /d，连续口服 1 年；氯吡格雷的使用方法为每天 1 次，每次 75mg，连续口服 1 年。对于有消化道疾病不能耐受阿司匹林的患者，可以用 P2Y$_{12}$ 受体拮抗剂作为替代药物（Ⅱa 类指征 C 级证据）。不良反应包括过敏、腹泻、腹痛、诱发心动过缓及呼吸困难等，罕见粒细胞减少。如出现出血，也需停药就诊。为了减少阿司匹林与P2Y$_{12}$ 受体拮抗剂合用发生胃出血的概率，搭桥术后 1 个月往往建议患者口服抑酸剂，保护胃黏膜。

（3）β 受体阻滞剂：有减慢心率、降低血压的作用，能减少心脏做功，降低心肌耗氧量。大量证据表明，冠脉搭桥术后24 小时内服用倍他乐克能有效降低术后房颤及心肌缺血的发生率，对于没有禁忌症的患者应尽早给予服用（Ｉ类指征 B 级证据）。左室射血分数＞30.0% 的患者术后应用倍他乐克能减少院内死亡率。倍他乐克的口服剂量应该根据患者的反应而调整，每天 2 次，每次 6.25~50mg，至少服用半年。禁忌症包括：对本药过敏、心源性休克、重度心力衰竭、低血压、严重窦性心动过缓、Ⅱ~Ⅲ度房室传导阻滞、急性心肌梗死，哮喘及慢性阻塞性肺病。用药期间应叮嘱患者注意脉搏次数，使之不低于60次/分，如心动过缓，应该减少用药量。如出现心率低于每分钟50次、二～三度房室传导阻滞、低血压等情况，需要马上停药就诊。

（4）硝酸酯类药物：搭桥术后应用扩张冠状动脉，防止冠状动脉痉挛，增加冠脉血流。主要包括短效及长效两种，长效硝酸酯可选用缓释剂，建议使用1年。

（5）其他：多项研究表明，围手术期口服他汀类降脂药（Ⅰ类指征B级证据）能显著改善冠脉搭桥术后患者的远期生存，稳定斑块，并能降低桥血管粥样硬化及心梗发生率。目前有证据支持能够缩小粥样斑块的他汀类药物有辛伐他汀、阿托伐他汀及瑞舒伐他汀，建议搭桥术后服用降脂药1年。治疗目标是使血LDL不超过70mg/dl，或至少降低原水平的30%~50%。对于有心肌梗死的患者，ACEI和ARB类药物能明确防止左心室重构和左心室扩大（Ⅰ类指征B类证据）。没有高血压的冠心病患者，行搭桥术后是否需要口服ACEI/ARB，目前尚无定论。鉴于该药物对搭桥术后患者的安全性和有效性证据不足，如无其他适应症，暂时不推荐常规应用。降压药主要以β受体阻滞剂为基础，使用桡动脉移植的患者可加用钙离子拮抗剂，有心肌梗死的患者加用肾素血管紧张素转化酶抑制剂（ACEI）为主，有心功能低下和术后有下肢水肿的患者加用利尿剂。糖尿病患者的血糖控制对于提高远期疗效也十分重要，建议术后空腹血糖控制在7.0mmol/dL以下，口服降糖药不能理想地控制血糖者，应该注射胰岛素或咨询内分泌科医师。

（6）中医药：同PCI术后。

（四）出院评测及康复处方

参见第六部分出院前康复处方与指导。

二、其他心脏病外科手术治疗Ⅰ期心脏康复

（一）瓣膜成形术或瓣膜置换术 [14]

患者在按相关指南使用华法林等抗凝剂基础上，进行全部项目的评估、宣教和预康复。

（二）先心病外科手术治疗 [14]

应注意先心病患者参与体育活动的可能禁忌症包括：急性心肌炎、需要紧急外科手术的先天性心脏病患者（儿童/青少年）、明显缩窄和（或）伴有心力衰竭 NYHA 分级为Ⅲ/Ⅳ级（术前）、严重的肺动脉高压、严重的发绀、复杂性心律失常、严重的心肌病及梗阻性肥厚型心肌病；其余项目同 CABG。

（三）心脏移植 [14]

抗排异药物可能引起患者情绪变化及患者体貌的改变，增加心理负担，应向患者讲明原因，降低患者的紧张度，减少患者的心理问题；其余项目同 CABG，注意：评价心脏移植患者进行呼吸锻炼后循环稳定的标准为心率 < 130 次/分，动脉血氧饱和度 > 90%[15]。

（四）大血管疾病外科手术 [14]

患者术前康复项目须除外肌力评估、呼吸评估和呼吸锻炼，分次择期手术的患者，手术间歇期应尽量避免在尚未进行手术处理的血管部位进行剧烈运动。其余同 CABG。

第五部分

I 期心脏康复在心脏病内科保守治疗中的应用建议

一、心力衰竭 I 期心脏康复

（一）心脏康复入院评估及宣教

对心力衰竭人群进行心脏康复的目的在于 [16]：增加运动耐量、减少症状、改善生活质量、减少急性事件等。评估心力衰竭患者特定的身体损害、功能障碍及生活质量等问题对患者的心脏康复具有重要意义。心脏康复在美国纽约心脏病协会（NYHA）心功能 I～Ⅲ级心力衰竭患者中的疗效非常肯定。NYHA 心功能 I～Ⅲ级心力衰竭患者运动训练是安全的，并可显著改善患者的症状，改善患者的运动反应和体能，包括心率、血压、体能及最大耗氧量，并改善患者的生活质量 [3,4]。NYHA 心功能Ⅳ级不宜做主动运动康复，急性心力衰竭的患者不宜做运动康复 [17]。

1. 入院评估 [18-20]（具体评估操作及量表见附录一～十四、二十四～二十六）：

（1）急性期评估：急性心力衰竭的患者病情不稳定，需卧床休息，一切以减轻心脏负担为主，期间不做运动康复，可优化用药方案，适当进行呼吸锻炼，保持低盐饮食，加强能量补给，少量多餐，控制饮水量，保持大便通畅，监测每日体重及潜在的病情恶化。

1）标准病史评估（病史一般资料采集登记表）；

2）生活质量评估[21][疾病特异性量表建议采用明尼苏达心衰生活质量量表（MLHFQ）和堪萨斯城心肌病患者生活质量量表（KCCQ），普适性量表建议采用 SF-36 简明健康问卷]；

3）营养、睡眠、心理、戒烟的评估（建议应用营养及日常活动评估表、匹茨堡睡眠质量指数量表、心理精神状态评估表、尼古丁依赖量表），睡眠量表评估不合格者，应用睡眠脑电图监测再次评估；

4）液体潴留程度评估（监测体重、胸腹部 X 线检测）。

（2）稳定期评估：患者病情平稳后，再对其进行以下评估：

1）心肺功能评估[心肺运动试验、肺功能测定、血浆脑钠肽 BNP 或 N 末端脑钠肽 NT-proBNP、6 分钟最大步行距离实验（6MWT）、呼吸肌力量评估、代谢当量与活动能力对照表、超声心动图、静息心电图、动态心电图、动态心排量评估[22]]；

2）运动能力评估（身体活动能力评估包括肌力评估、IPAQ 评估量表、身体平衡能力评估、步行速度、柔韧性测定、日常生活能力评估）；

2. 患者教育（见第二部分）经历急性期或长期卧床的患者、IPAQ 评分极低的患者，病情平稳后还要教会基本的肢体运动，指导患者在急性期过后及早床上运动，如曲肘、屈膝、翻身、握手、足部背侧曲、抬腿、坐起、坐起转腰、弯腰体屈等，逐步过渡到床边侧坐、下地、在床旁椅子上吃饭、大小便及室内活动。

（二）心脏康复活动

在指导下的间断监督及反馈的半自我管理模式[22]。

1. 评估 每日对肌力、呼吸状态、疼痛、睡眠、心理、营养进行评估，具体评估方法同第三部分相关评估。

2. 干预

（1）运动康复[23]：NYHA 心功能Ⅳ级或急性心力衰竭患者需卧床休息，可做被动运动预防深静脉血栓形成[6]。NYHA 心功能Ⅰ~Ⅲ级心力衰竭患者，按照运动康复七步法（见附录十八）进行活动：

经历急性期的患者：病情平稳后，按照运动康复七步法进行活动；

未经历急性期的患者：根据患者病情，运动从运动康复七步法的第 3-4 步起步。

活动部位：四肢 + 核心肌群的活动；活动强度：心率和/或 Borg 评分（12~13 分为宜）[7]；热身运动——呼吸操，松弛运动——哑铃上举，花生球运动。

（2）呼吸锻炼、疼痛、睡眠、心理干预：参见本书相关部分。

（3）营养：根据营养评估结果对症给予营养干预，指导患者进食一些高蛋白、低盐、低脂、高纤维素、易消化的食物，伴糖尿病、高脂血症的患者加强营养的同时，需注意监测血糖和血脂的情况。可酌情根据患者体质进行中医辨证选择食物及制作药膳辅助（见附录二十三）。

慢性心衰患者饮食原则：高热量、高蛋白、高纤维、适量脂肪；适当的能量：一般给予 25~30kcal/kg，理想体重≈身高 –105 ；防止心源性恶液质；注意水、电解质平衡：适当限钠，给予不超过 3g 盐；充足的优质蛋白质：应占总蛋白的 2/3 以上；低脂膳食：给予 n-3 多不饱和脂肪酸，如鱼类和鱼油；适当补充 B 族维生素；少食多餐，食物应以软、烂、细为主，易于消化。

3. 药物管理　合理使用有循证证据的二级预防药物是改

善心力衰竭患者预后的重要措施。优化药物治疗主要包括：血管紧张素转换酶抑制剂（ACEI）/血管紧张素受体拮抗剂（ARB类）、β受体阻滞剂、利尿剂、醛固酮受体拮抗剂、地高辛[24]。

（1）ACEI/ARB 类药物：ACEI 类药物是治疗心力衰竭的首选药物和基石，能明显降低患者病死率，若无禁忌症，所有心力衰竭患者必须且终身使用[25~27]。如 ACEI 类药物患者不能耐受可使用 ARB 类药物代替。建议早期用药，从小剂量开始，逐渐递增至目标剂量，强调长期应用。ACEI/ARB 类药物禁用于低血压、高血钾、严重肾功能不全、双侧肾动脉狭窄、孤立肾伴单侧肾动脉狭窄以及对本类药物过敏的患者。

（2）β受体阻滞剂：β受体阻滞剂长期应用可改善心功能、延缓或逆转心室重构，且能明显降低心衰患者的病死率和猝死率，在有症状或曾经有症状的 NYHA 心功能Ⅱ~Ⅲ级的心力衰竭患者必须终身使用，除非有禁忌症或不能耐受，NYHA心功能Ⅳ级者在严密监护和专科医生指导下也可应用[28]。建议从小剂量开始，逐渐递增至目标剂量，强调长期应用。合并二度及以上房室传导阻滞、活动性哮喘和反应性呼吸道疾病患者禁用。如患者当日需进行一定强度的运动康复，同时调整用量。

（3）利尿剂：对于有液体潴留的心衰患者，利尿剂是唯一能充分控制和有效消除液体潴留的药物，是心衰标准治疗中必不可少的组成部分，是其他治疗心衰药物取得成功的关键因素之一[29]。有液体潴留证据的所有心衰患者均应使用。建议从小剂量开始，逐渐增加剂量，病情控制后，即以最小有效剂量长期维持，并根据液体潴留的情况随时调整剂量。每日体重的变化是最可靠的监测利尿剂效果和调整利尿剂剂量的指标[30]。用药期间注意监测电解质的变化。

（4）醛固酮受体拮抗剂：醛固酮受体拮抗剂可使 NYHA 心功能Ⅱ~Ⅳ级的心力衰竭患者显著获益，还可降低患者心源性猝死发生率[31]。适用于 NYHA 心功能Ⅱ~Ⅳ级的心力衰竭患者[32]，已使用 ACEI/ARB 和 β 受体阻滞剂治疗仍有持续症状者也应使用。建议小剂量开始，逐渐加量，不推荐使用大剂量。用药期间定期监测血钾和肾功能，螺内酯可引起男性乳房增生症。

（5）地高辛：研究显示各种程度的心力衰竭患者均可从地高辛的治疗中获益，停用地高辛可导致血液动力学和临床症状恶化[34]，但地高辛对心衰患者总病死率的影响为中性[33~35]。适用于已应用以上 5 类药物仍持续有症状的心力衰竭患者，伴快速心室率的房颤患者尤为合适，已应用者不宜轻易停用。建议小剂量开始，长期维持，老年或肾功能受损者剂量减半。用药期间严格监测地高辛浓度和药物中毒反应。

（6）中医药[36]：单味中药：现代研究表明一些单味中药具有潜在的防止或逆转心室重构作用，如丹参、黄芪、西洋参、三七、玄参、淫羊藿、苦参等。

中药方剂：心力衰竭的基本表现是气短、乏力、心悸，属心气虚证，可采用桂枝甘草汤或保元汤补益心气；合并口渴、咽干、盗汗等阴虚表现者可采用生脉散补气养阴，合并畏寒、肢冷、腰酸等阳虚表现者可采用真武汤温阳利水；心力衰竭患者往往合并面色、口唇紫暗、舌质紫暗等血瘀表现，可在前方基础上合用血府逐瘀汤活血化瘀。

中成药：根据心力衰竭的中医证候辨证选用中成药，偏气虚者可应用芪参益气滴丸，或麝香保心丸，或脑心通胶囊，或通心络胶囊等；气阴两虚者可选用生脉胶囊等；阳气亏虚者可选用芪苈强心胶囊，或参附强心丸，或心宝丸等；血瘀明显者可加用血府逐瘀胶囊等。静脉制剂主要应用于失代偿的急性加重期患者，偏气虚或阴虚者给予生脉/参麦注射液等，偏阳虚者给予参附注射液，兼血瘀者可给予注射用丹参多酚酸盐等。目前中成药在心衰治疗中具有一定证据，但需要更广泛的临床研究提供进一步的指导。

（三）出院评测及康复处方

参见第六部分出院康复处方与指导。

二、心内科其他疾病保守治疗Ⅰ期心脏康复

1. 冠心病 急性发作期的冠心病患者，不进行任何康复活动，病情平稳后再进行评估、康复教育和院内康复活动。且开展心脏康复初期宜采用低负荷的运动强度，保持低盐、低脂饮食，少量多餐，保持大便通畅，有心力衰竭、恶性心律失常、低血压等症状的患者酌情推迟康复治疗。除药物管理外，其余同心力衰竭部分。

保守治疗药物管理

冠心病根据临床危险度、严重程度及处理措施的不同可分为稳定性心绞痛、急性冠脉综合征分别论述其二级预防的用药原则。但无论其为哪种冠心病的类型，合理使用有循证证据的二级预防药物都是改善冠心病患者预后的重要措施，主要包括至少一种抗血小板药物、他汀类、β受体阻滞剂和 ACEI 或 ARB 类药物 [37]。

（1）稳定性心绞痛

1）抗血小板药物 [20]：是冠心病稳定性心绞痛患者二级预防的基本用药，包括血栓素 A2（TXA2）抑制剂阿司匹林，二磷酸腺苷（ADP）P2Y$_{12}$ 受体拮抗剂氯吡格雷、替格瑞洛。建议无禁忌症的稳定性心绞痛患者都应长期甚至终身使用阿司匹

林，不能耐受阿司匹林的患者可改用氯吡格雷或替格瑞洛作为替代治疗。阿司匹林的主要不良反应为胃肠道反应、出血倾向或阿司匹林过敏。应用氯吡格雷有部分患者存在氯吡格雷抵抗。应用替格瑞洛出现相对出血等不良反应较少。

2）他汀类药物[20]：他汀类药物使用后的长期心血管获益已经在多个研究中得到证实。冠心病患者 LDL-C 目标值应 < 2.60mmol/L，极高危患者治疗目标为 LDL-C < 2.07mmol/L。为达到更好的降脂效果，在他汀类治疗基础上，可加用胆固醇吸收抑制剂依折麦布。高甘油三酯血症或 LDL-C 血症的高危患者可考虑联合服用一种贝特类药物（非诺贝特）或烟酸。高危或中度高危者接受降 LDL-C 药物治疗时，治疗的强度应使 LDL-C 水平至少降低 30%~40%。在应用他汀类药物时，应严密监测肝脏转氨酶及心肌酶等生化指标，及时发现药物可能引起的肝脏损害和心肌病。

3）β 受体阻滞剂[20]：同时兼有改善预后及减轻症状两方面的作用。建议无禁忌症的患者均应作为稳定性心绞痛的初始治疗药物。有心肌梗死、左室收缩功能异常或心力衰竭病史的心绞痛患者更应长期甚至终身服用 β 受体阻滞剂。推荐使用无内在拟交感活性的心脏选择性 β$_1$ 受体阻滞剂，从较小剂量开始并逐步增加至最大耐受剂量。同时具有 α 受体阻滞的药物，在慢性稳定性心绞痛的治疗中也有效。选择的剂型及给药次数应能 24h 抗心肌缺血。用药后要求静息心率降至 55~60 次 / 分，严重心绞痛患者如无心动过缓症状，可降至 50 次 / 分。如患者当日需进行一定强度的运动康复，同时调整用量。注意事项同前。

4）ACEI 或 ARB 类药物[20]：建议所有合并糖尿病、心力衰竭、左室收缩功能异常、高血压病或慢性肾病的患者，若无禁忌症均应使用 ACEI 类药物。其他冠心病患者也建议长期服用，但低危的患者获益可能较小。不能耐受的慢性心绞痛患者，可改用 ARB 类药物作为替代治疗。用法及注意事项同前。

5）硝酸酯类药物[20]：建议舌下含服或喷雾用硝酸酯类药物仅作为心绞痛发作时缓解症状用药，也可在运动前数分钟使用，长效硝酸酯类制剂用于减低心绞痛发作的频率和程度，并可能增加运动耐量，但应注意留有足够的无药间期，以减少耐药性的发生。硝酸酯类药物的不良反应包括头痛、面色潮红、心率反射性加快和低血压，以上不良反应以给予短效硝酸甘油更明显。

6）钙拮抗剂[20]：钙拮抗剂在改善运动耐量和心肌缺血方面与 β 受体阻滞剂相当。长效钙拮抗剂可作为抗心绞痛的初始治疗药物，尤其对于合并高血压的患者，且与 β 受体阻滞剂联合用药抗心绞痛效果显著。2007 年《慢性稳定性心绞痛诊断与治疗指南》推荐，当稳定性心绞痛合并心力衰竭必须应用长效钙拮抗剂时，可选择非洛地平或氨氯地平，非二氢吡啶类钙拮抗剂可作为对 β 受体阻滞剂有禁忌症患者的替代治疗。不良反应主要为体位性低血压、心动过速、水肿、心动过缓等。

7）其他类：代谢性药物曲美他嗪、钾通道开放剂尼可地尔及注射用丹参多酚酸盐都有一定缓解心绞痛的作用。

8）中医药：同 PCI 术后。

（2）急性冠脉综合征：规范的药物治疗可以明显降低急性冠脉综合征患者的死亡率，改善患者的生存率和预后[38, 39]。

1）抗血小板治疗：若无禁忌症，所有急性冠脉综合征患者均应接受长期抗血小板治疗，接受 PCI 术的 AMI 患者应接受至少 1 年的双联抗血小板治疗。接受 CABG 治疗的患者应在术后 6 小时内开始接受阿司匹林的治疗（不晚于 48 小时）。因存在禁忌症而不能应用阿司匹林者，可用氯吡格雷或替格瑞洛替代。注意事项同前。

2）ACEI 或 ARB 类药物：若无禁忌症，所有伴有心力衰竭、高血压、糖尿病的急性冠脉综合征患者均应长期服用 ACEI 类药物。具有适应症但不能耐受 ACEI 治疗者，可应用 ARB 类药物代替。注意事项同前。

3）β受体阻滞剂：若无禁忌症，所有急性冠脉综合征患者均应长期服用 β受体阻滞剂治疗，并根据患者耐受情况确定个体化的治疗剂量。注意事项同前。

4）他汀类药物：若无禁忌症，所有急性冠脉综合征患者均应长期服用他汀类药物治疗，并根据患者耐受情况确定个体化的治疗剂量。注意事项同前。

5）其他类：硝酸酯类制剂可用于缓解急性冠脉综合征患者心绞痛症状，控制发作；非二氢吡啶类钙拮抗剂可考虑用于β受体阻滞剂无效或有禁忌症及发生严重不良反应时，但 AMI 急性期慎用；醛固酮受体拮抗剂可在 ACEI 治疗的基础上，用于 AMI 后有心功能不全或糖尿病，无明显肾功能不全的患者。

6）中医药：同慢性稳定性心绞痛。

2. 心律失常　未治疗的快速性心律失常、缓慢性心律失常和高度房室阻滞为运动康复的相对禁忌症，而症状未得到控制或血流动力学不稳定的心律失常是其绝对禁忌症。而早期心脏康复的开展，对于处于急性期的病人，会积极采取措施控制症状，进入稳定期后开始系统的心脏康复。

第六部分
出院前康复处方与指导

——包含营养、运动、呼吸锻炼、二级预防用药、心理、睡眠、戒烟、中医

一、患者出院前评估项目

1. 肺功能

测峰用力肺活量（FVC），第一秒用力呼气量（FEV1），峰值呼气流速（PEF）等。

心理测评结果：

睡眠质量：很好□　较好□　较差□　很差□

出院巴氏指数：

2. 出院时身体活动能力评估

爬楼层数：____层

肌肉力量：上肢肌力：握力　左手1　　2　右手1　　2

　　　　　下肢肌力：椅子站起试验：s

身体平衡能力：动态平衡能力，3米往返试验（timed up and go test）s

静态平衡能力：功能性前伸试验（Functional reach test）cm

步行速度：10米步行速度s

柔韧性：坐位前伸试验 cm（超过脚尖为正数，不到为负数）

3．心肺功能评估

六分钟步行距离 m（有临床意义的改变步行距离应不少于 55m）

1级：< 300m；2级：300~374.9m；3级：375~449.5m；4级：> 450m

六分钟步行试验结果对 METs 的预测相关参考值：METs=（4.948+0.023× 六分钟步行距离）/3.5。

二、出院指导项目

1．心脏康复评估与指导（患者版）

心血管危险因素评估与日常生活指导

危险因素	指导目标与建议	异常评估标准
血压 □要注意 □正常	降压目标 青、中年人 130/85mmHg 以下 80 岁以上老年人 150/90mmHg 以下 脑血管功能障碍患者 140/90mmHg 以下 糖尿病、慢性肾脏病、心梗后患者 130/80mmHg 以下	收缩压 ≥ 140mmHg 以上 舒张压 ≥ 90mmHg 以上
血糖 □要注意 □正常	血糖控制目标：HbA1c <7% 空腹血糖：4.4~7.0mmol/L； 餐后 2h：4.4~10mmol/L；	空腹血糖 ≥ 6.1mmol/L HbA1c ≥ 7%

续表

危险因素	指导目标与建议	异常评估标准
	糖尿病的治疗关键在早期治疗。首先应该通过运动疗法和饮食疗法改善患者的生活习惯方式，如果不能将血糖降到目标值，再进行药物的追加治疗。	
血脂 □要注意 □正常	每日脂肪摄入量占总能量摄取＜25%，其中饱和脂肪酸＜7%，增加不饱和脂肪酸特别是 ω-3 系不饱和脂肪酸（包含在海产品，特别是深海鱼脂肪中）的摄入。	TG＞1.7mmol/L； HDL-C＜1.04mmol/L LDL-C＞3.62mmol/L（有冠心病史者＞2.59mmol/L）
胆固醇 □要注意 □正常	避免高热量和过量的饱和脂肪（食用油、牛肉、奶油等）的摄入。每日摄入量控制在300mg以内	仅有高血压或仅吸烟者TG＞5.2mmol/L 有冠心病或糖尿病患者TG＞4mmol/L 有冠心病和糖尿病患者TG＞3mmol/L
体重 □偏瘦 □标准 □超重 □肥胖 □内脏脂肪型肥胖	将体重和腰围控制到标准范围内。内脏脂肪型肥胖更容易引发各种疾病。	偏瘦：BMI＜18.5kg/m^2 标准：18.5≤BMI≤25 超重：25＜BMI≤30 肥胖：BMI＞30 内脏脂肪型肥胖：腰围男性＞90cm　女性＞80cm

危险因素	指导目标与建议	异常评估标准
年龄 □高危 □尚无影响	男性＞45岁，女性＞55岁为心血管疾病易发年龄段。 在此年龄段尤其要注意自身身体健康。	
禁烟限酒 □要注意 □保持现状	日饮酒量限定：纯酒精含量＜30ml（啤酒1玻璃瓶，红酒2~3两，40度白酒1.5两，60度白酒1两） 严格戒烟，避免被动吸烟。	
日常活动量 □低 □中 □高	按照下面建议的运动强度，逐渐增加运动时间。 目标是达到至少每周3次每次30分钟以上的中等强度运动	
性格 □易得心脏病 □不易	A型性格（进取心强，喜欢竞争，具有紧迫感，做事情较认真），和D型性格（易于产生情绪低落、紧张焦虑等消极情绪，不愿意跟他人接触，哪怕交流也有很多顾虑），相比B型性格的人（性格内敛、随和，悠闲自得，生活节奏较慢，随遇而安），更容易患缺血性心脏病。	

续表

危险因素	指导目标与建议	异常评估标准
心理精神状态 抑郁： □轻度 □中度 □重度 □正常 焦虑： □轻度 □中度 □重度 □正常	不要在小事上斤斤计较， 不要经常一个人承担压力， 要善于和周围的人交流， 经常进行一些喜好的文体 活动。 不要用抽烟、暴饮暴食等 不良嗜好缓解压力，可以 用休假和睡眠来调节压力， 注意要保持规律的生活习 惯。	

2. 危险因素控制

（1）血压管理：少盐（6g/日）；血压目标（□ 130/90mmHg □ 140/90mmHg）

（2）脂质管理：低胆固醇饮食（日摄入量＜300mg）。

1）低脂饮食（日脂肪摄取量占总能量摄取＜25%，其中饱和脂肪酸＜7%

2）增加多价不饱和脂肪酸，特别是 ω-3 不饱和脂肪酸的摄入

（3）体重管理：BMI（18.5~25）；腰围（女性：85cm，男性：90cm）

（4）血糖管理：HbA1c＜6.5%；空腹血糖（6.1~7.3mmol/L）；餐后 2 小时血糖值（7.8~10.0mmol/L）

（5）禁烟，限酒。日饮酒量限定：纯酒精含量＜30ml（啤酒 300ml，40°白酒 1.5 两，60°白酒 1 两）

3. 心脏病患者二级预防用药指导 请患者遵医嘱按时按量服药，并关注以下药物的注意事项及不良反应：

药物	注意事项	不良反应
阿司匹林	PCI、CABG 术后坚持服用	用药期间注意出血倾向胃肠道刺激症状：胃溃疡腹泻、皮疹等
华法林	机械瓣膜：术后即开始服用；终身服药 生物瓣膜及人工瓣环：术后即开始服用； 3 个月至半年定期监测 INR	可有瘀斑、紫癜、牙龈出血、鼻衄等出血倾向，出血严重时应及时就诊
β 受体阻滞剂	适用于心绞痛、心肌梗死、房颤、心力衰竭、高血压等心血管系统疾病，除非禁忌或不能耐受、所有患者应尽早服药，并长期服用。 逐渐加量，缓慢撤药	支气管痉挛性哮喘、症状性低血压 心动过缓（<60次/分）或二度Ⅱ型以上房室传导阻滞 急性心衰发作者禁用
ACEI 类	ACEI 类药物是治疗高血压合并冠心病、心力衰竭、脑卒中、糖尿病或慢性肾病等患者的首选用药。 ACEI 类药物是改善冠心病患者预后的药物。	低血压、肾功能恶化、钾潴留、干咳、血管性水肿

续表

药物	注意事项	不良反应
		ACEI 的禁忌症：妊娠，双侧肾动脉狭窄患者
他汀类	PCI、CABG 术后坚持服用 复查肝酶，谷丙转氨酶（ALT）和天门冬氨酸转氨酶（AST） 即使没有高脂血症，搭桥术后 1 年内服用降脂药可提高远期疗效。	横纹肌溶解：肌肉酸痛，无力，发热，化验检查中 CK 增高等
中医药	冠心病： 急性发作期：中成药如苏合香丸、速效救心丸、宽胸气雾剂等皆可在心痛发作时含服、喷雾或吞服，但不宜过用或久服。 慢性缓解期：多根据患者病情的辨证分型选择中成药制剂：对心血瘀阻者，可使用丹参多酚酸盐静脉滴注，或口服通心络胶囊、复方丹参滴丸、地奥心血康以活血化瘀、通脉止痛；对气虚血瘀者，可选用芪参益气滴丸、精制冠心片以益气通脉，活血止痛；对气滞血瘀、寒凝心脉者可选用麝香保心丸等温通心阳、散寒止痛；对瘀浊互结者可选用丹蒌片化浊活血，宽胸通阳；合并心悸者可选用稳心颗粒、参松养心胶囊益气养阴，复脉定悸；血脂调节障碍者可选用血脂康胶囊调节血脂代谢。	急救性中成药不宜过用或久服；中药与西药之间可能存在一定的交互应用，期待进一步的临床实践以获得更为广泛的研究证据。目前中成药在心衰治疗中具有一定证据，但需要更广泛的临床研究提供进一步的指导。

药物	注意事项	不良反应
中医药	心力衰竭： 单味中药：现代研究表明一些单味中药具有潜在的防止或逆转心室重构作用，如丹参、黄芪、西洋参、三七、玄参、淫羊藿、苦参等。 中药方剂：心力衰竭的基本表现是气短、乏力、心悸，属心气虚证，可采用桂枝甘草汤或保元汤补益心气；合并口渴、咽干、盗汗等阴虚表现者可采用生脉散补气养阴，合并畏寒、肢冷、腰酸等阳虚表现者可采用真武汤温阳利水；心力衰竭患者往往合并面色、口唇紫暗、舌质紫暗等血瘀表现，可在前方基础上合用血府逐瘀汤活血化瘀。 中成药：根据心力衰竭的中医证候辨证选用中成药，偏气虚者可应用芪参益气滴丸，或麝香保心丸，或脑心通胶囊，或通心络胶囊等；气阴两虚者可选用生脉胶囊等；阳气亏虚者可选用芪苈强心胶囊，或参附强心丸，或心宝丸等；血瘀明显者可加用血府逐瘀胶囊等。静脉制剂主要应用于失代偿的急性加重期患者，偏气虚或阴虚者给予生脉/参麦注射液等，偏阳虚者给予参附注射液，兼血瘀者可给予注射用丹参多酚酸盐等。	

三、出院运动指导 [40]

外科——出院后 6 周内，内科、介入——出院后 2 周内				
安全心率	次 / 分			
Borg 评分	11~13 分（主观感觉要在轻松 - 稍累之间）			
运动中需要心电监护	□否 □是（建议患者到心脏康复专业机构进行运动训练）			
运动负荷	METs			
有氧运动	踏车	W	次 / 周	分钟 / 次
	步行	km/ 小时	次 / 周	分钟 / 次
抗阻运动	□不可 □可以：		次 / 周	分钟 / 次
柔韧性运动	□不可 □可以：		次 / 周	分钟 / 次
平衡性运动	□不可 □可以：		次 / 周	分钟 / 次
每天能量消耗	kcal 备注：运动时能力消耗（kcal/ 分）=METs×3.5× 体重（kg）/200			

运动中注意事项：

1. 注意只在感觉身体状况良好的时间里进行运动，避免身体状况不良或睡眠不足；

2. 不要在起床或饭后马上运动，最好在 1~2 小时后开始；

3. 注意补充水分，运动前要补充 100ml 水，运动中每 30 分钟要补充一次 50~100ml 水；

4. 注意运动中的身体状况，如果出现呼吸困难、胸痛、头晕、眼花、浮肿等症状要立即中止运动，如果休息片刻症状仍无缓解，则需与医生联系。

5. 出院后也希望每天坚持运动锻炼，如果条件允许，内科保守和介入治疗的患者出院 2 周后、外科手术治疗的患者出院 6 周后到专业医院心脏康复门诊进行检查以获得进一步的康复指导，然后根据情况每隔 2~3 个月来康复中心进行系统评估。

第七部分

I 期心脏康复过程中的注意事项

一、运动康复过程中的注意事项 [41]

1. 运动疗法开始前的检查事项

（1）血压、脉搏、呼吸频率、体温是否正常

（2）食欲、睡眠等身体状况

（3）胸痛、呼吸困难、心慌、眩晕、疲劳感等自觉症状

（4）尿量的变化

（5）手、足、脸部的浮肿

（6）药物的服用情况

2. 有以下情况者在运动治疗中应该配备心电监护

（1）左室功能严重低下（LVEF < 30%）

（2）安静时有不安定的室性心律不齐

（3）运动时出现或恶化室性心律不齐

（4）伴随运动出现 SBP 下降

（5）有过突然休克经历的

（6）合并阻塞性心衰、室性心律不齐、或心源性缺血的心肌梗塞患者

（7）重症冠状动脉病变，及运动诱发的严重缺血（0.2mV 以上 ST 段下移）

（8）各种原因无法自行检测心率的（包括语言交流障碍的）

3. 有以下情况的暂时停止运动治疗

（1）安静时心率＞120次/分（包括瞬间上升）

（2）血压不稳定，SBP过度上升（160~200mmHg以上），有眩晕、出冷汗、呕吐感等低血压症状

（3）心率紊乱

（4）安静时有胸痛、心悸、全身疲劳、下肢关节疼痛等自觉症状

（5）安静时呼吸急促、气喘

（6）肝功能和肾功能指标异常

（7）心脏与胸廓比例值连续增大

（8）少尿或体重增加（72小时1.8kg以上）

（9）全身的疲倦感无法消除

（10）下肢、眼睑的浮肿加重

（11）安全设备无法正常使用（心电图、AED）

（12）Borg指数≥17

（13）患者自觉呼吸困难

4. 增加运动内容的标准

运动中：

（1）未出现胸痛、呼吸困难、心慌等自觉症状

（2）心率＜120次/分以及相比安静时增加＜40次/分

（3）未出现房颤等心律紊乱的症状

（4）未出现0.2mV以上的ST段下移，或显著的ST段上升

（5）未出现SBP30mmHg以上的上升，或20mmHg以上的下降

5. 康复治疗过程中出现以下情况需要引起注意：

（1）心脏与胸廓比例增大

（2）少尿、体重增加

（3）干咳、痰量增加

（4）全身疲劳，疲倦感无法消失

（5）食欲不振

（6）下肢、眼睑等的浮肿加重

（7）面色不好、表情呆滞

（8）睡眠不足

（9）安静时呼吸慌乱

（10）手指血氧仪无法使用

6. 离床的条件　有以下情况的患者暂不推荐离床，应优先进行临床治疗

（1）为了维持生命体征，接受主动脉球囊反搏器（IABP）、经皮心肺辅助法（PCPS）等器械治疗

（2）大剂量使用强心或升血压药物（儿茶酚胺制剂）治疗中

（3）拟心源性休克状态：

1）大剂量使用强心或升血压药物（儿茶酚胺制剂），SBP仍在 80mmHg 以下

2）少尿（每小时尿量 20ml 以下）

3）发冷、盗汗、面色苍白

4）代谢性酸中毒，末梢循环不畅、坏死、紊乱

5）精神意识障碍

二、Ⅰ期康复过程中的急救流程 [41]

1. 急救物品

（1）以所在病区急救物品为主。包括：抢救车、除颤仪、便携式心电监护仪等。

（2）物品放置点：抢救室。

（3）康复活动室备氧气1桶、一次性吸氧装置2套、除颤仪1台、抢救车1个、心电监护仪1台。

（4）康复活动室外走廊备轮椅1个。

（5）电话一部

2. 急救人员

（1）急救护士：现场康复师、责任护士、就近的其他辅助护士。

（2）急救医生：病区值班医生为主。可能时由主管医生负责。

3. 急救流程

```
┌─────────────────┐
│    患者不适      │
└─────────────────┘
         │
         ▼
┌──────────────────────────────────────┐
│ 停止训练，坐或卧位休息，吸氧。康复护士评估生命体征： │
│ 血压、心率-心律、心电图。根据病情启动应急预案。      │
└──────────────────────────────────────┘
         │                      │
         ▼                      ▼
┌──────────────────┐  ┌──────────────────┐
│ 患者出现心绞痛，给予硝酸甘 │  │ 出现室颤或停搏，立即实施心外 │
│ 油0.5mg舌下含化。呼叫医生。│  │ 按压。呼叫或让其他训练者呼叫。│
└──────────────────┘  └──────────────────┘
                              │
              ┌───────────────┘
              ▼
┌──────────────────────────────────────┐
│ 责任护士推抢救车 --- 建立静脉通路—给药。          │
│ 辅助护士推除颤仪 --- 传递抢救用物 ----- 安排转移事项。│
│ 康复护士---协助除颤---协助麻醉插管等。同时负责记录。  │
└──────────────────────────────────────┘
```

4. 患者的转运

（1）患者出现室颤等以就地抢救为主。

（2）病情平稳转运至病区抢救室做进一步处理。

（3）行气管插管等呼吸机辅助患者转至ICU病区。

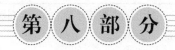

第八部分
附 录

附录一 病史一般资料采集登记表

姓名：_____ 性别：_____ 病案号：_____ 科室：_____

一般资料：

生日： / / 年龄： 民族： 婚姻状况：

职业： 文化程度： 联系电话：

联系地址：

家属姓名： 家属联系电话：

压力/心理问题：□高心理压力水平史 □以前心理/精神治疗史 □无

表现或行动：□生气 □敌意 □抑郁 □孤独

目前诊断：

目前征兆：□无 □其他：_____

目前症状：□典型心绞痛 □非典型心绞痛 □呼吸困难/气短
　　　　　□眩晕 □低血压 □高血压 □房性心律失常
　　　　　□室性心律失常 □无 □其他：_____

既往史：□心肌梗死 □CABG术后 □心力衰竭 □起搏器
　　　　□/ICD □心绞痛史 □导管穿刺 □猝死 □腰腿痛
　　　　□骨质疏松 □外周血管疾病 □无 □其他：_____

家族病史：

□无

□有：□冠心病 □糖尿病 □家族型高血脂 □高血压 □其他：__

疾病状况：

高血压：□不知道　□无□有，发病年龄　岁；最高血压：/　mmHg；

是否规律服药：□是　□否；

平时血压控制在　/　mmHg

冠心病：□无　□有，发病年龄　岁；心绞痛：□无　□有；

心肌梗死：□无　□有；

冠脉内支架植入：□无　□有，个，部位：　　　　　，时间/　/

冠脉搭桥：□无　□有，个，部位：　　　　　，时间/　/

糖尿病：□不知道　□无

□有，发病年龄　岁；目前治疗方案：□□服降糖药，年

□胰岛素，年；

是否规律服药：□是　□否；平时空腹血糖控制在　mmol/L，餐后

2小时血糖　mmol/L

高血脂症：□不知道　□无

□有，以前血脂数值/入院24小时内血脂

慢性稳定性心力衰竭：□无　□有，持续时间：　稳定时间：

心脏瓣膜病：□无　□有，未手术　□瓣膜置换术后　□瓣膜修补术后

其它：病名，发病年龄　岁，状态：□服药；□不服药；□未治疗；

　　　□治愈；

病名，发病年龄　岁，状态：□服药；□不服药；□未治疗；□治愈

手术史：□无　　□有，时间：　　名称：

日常服用的药物：

1）β受体阻滞剂　药名：　，剂量　。

2）抗血小板/抗凝药：药名　：，剂量　；药名：，剂量　；

　　药名：，剂量　。

3）调脂药：药名：　，剂量　；药名：，剂量　。

4）降压药：药名：，剂量　；药名：，剂量　。药名：，剂量　；

5）其他：药名：，剂量　；药名：，剂量　。药名：，剂量　；

　　　　药名：，剂量　。药名：，剂量　；药名：，剂量　。

日常生活习惯

吸烟习惯	□吸烟：吸烟＿＿年；每天＿＿支（您每天吸第一支烟时间：＿＿点＿＿分） 戒烟意愿：□强烈　□一般　□无 □从来没吸过 □以前吸烟，现在戒了（戒了　　年，共吸烟　　年；每天　　支） □被动吸烟：□家庭环境　□工作环境　□其他
喝酒习惯	□每天喝　□偶尔喝　□以前喝过，现在不喝了　□从来没喝过
体力活动	活动情况：□来院前没有每周超过 3 次、每次超过 20 分钟、连续超过 3 个的体育运动 □规律运动者，持续时间小于 3 个月 □规律运动者，持续时间超过 3 个月 活动形式：□散步　□快走　□慢跑　□骑车　□游泳　其他
最近一周活动情况	IPAQ 得分：　Met*min/week　□低级　□中级　□高级

体格检查

血压：　　／　　mmHg　心率：　　bpm　血氧饱和度：　　% 呼吸频率：　　bpm　身高：　　cm　体重：　　kg BMI：　　kg/m^2　其他：

附录二 肌力评定

一、握力测试

两足开立保持身体稳定，让受试者使用最受力侧手测定。

使食指近掌关节保持垂直状态，调节握力器幅度。

握力器不可以接触身体，肩关节轻微外展，用全力握紧。

测定时对侧手自然下垂，不要和身体接触用力，禁止摆臂晃动。

用受力侧手测定 2 回。

测定人员统一用语："请您一边呼气一边做，手腕不要接触身体，肩关节轻微外展，使劲全力握紧"。

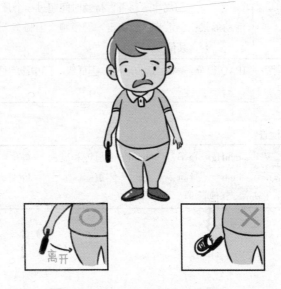

评分标准：功能性障碍：男＜26kg　女＜18kg

二、椅子站起测试

测试前，受试者在胸前交叉双臂。并尝试一次从椅子上站起动作。 → 不能完成 → 停止

能完成 ↓

重复五次
尽可能快的在不用双臂的情况下从椅子上站起来，重复五次此动作，并记录时间。

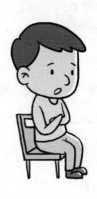 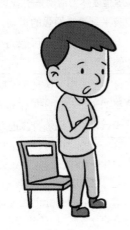

参考值：

≤ 11.19 sec 4 pt

11.20~13.69 sec 3 pt

13.70~16.69 sec 2 pt

＞16.7 sec 1 pt

＞60 sec or unable 0

附录三 IPAQ 评估量表

姓名:_____ 性别:___ 年龄:___ 病案号:___ 测评日期:_____

在过去 7 天中,您有几天进行重体力活动? 重体力活动是指需要花费大力气完成,呼吸较平常明显增强的运动,如搬 / 举重物、跑步、跳绳、跳迪斯科、踢足球、打篮球、打网球等(只计算那些每次超过 10 分钟的活动)。	周__天,1 天 合计__分钟 □没有
在过去 7 天中,您有几天进行中等强度体力活动? 中等强度体力活动是指需要您花费中等大力气完成,呼吸较平常稍微增强的运动,如搬 / 举轻物、骑自行车、打太极拳、乒乓 / 羽毛球等(只计算那些每次超过 10 分钟的活动)。	周__天,1 天 合计__分钟 □没有
在过去 7 天中,您有几天每次步行超过 10 分钟? 这里的步行包括您工作时和在家中的步行,交通行程的步行以为了锻炼身体进行的步行等。	周__天,1 天 合计__分钟 □没有

评估结果:METS* 分钟 / 周

具体计算:1. 步行:3.3* 天数 * 时间(分钟) 2. 中度强度:4.0* 天数 * 时间(分钟)3. 高强度:8.0* 天数 * 时间(分钟)

以上三个强度相加即为每周活动量。(METS* 分钟 / 周)

评定分级法:□低级 □中级 □高级

中级:(以下 3 条满足任意 1 条)

- 高强度活动至少 3 天,平均每天至少 20 分钟;
- 中强度活动至少 5 天,平均每天至少 30 分钟;
- 3 种强度混合至少 5 天最终计算出的结果至少 600 Met*min/week。

高级:(满足以下任意 1 条)

- 高强度活动至少 3 天,而且最终结算出的结果至少 1500 Met*min/week;
- 3 种强度混合至少 7 天最终结算出的结果至少 3000 Met*min/week。

低级:没有活动或者少于中级标准。

附录四 身体平衡能力评估

一、动态平衡能力：3米往返步行

3米往返步行（Timed Up & Go Test，TUGT）：

测定前询问受试者是否有身体（颈部、腰部、膝部）疼痛；骨科、外科手术情况请注明。

准备：坐在椅子2/3处，上身保持直立，身体放松，后背贴在椅子背上，双手平放于大腿上，两脚着地，脚尖朝前。

平时使用拐杖等助力器的受试者，可以使用其辅助行走。

开始：从后背离开椅子背起计算时间，绕过3米外的标志物（旋转方向自由），重新回到椅子上时间结束。（如果受试者后背不能贴在椅子背上，从身体开始移动起计算时间）。

全过程尤其是转弯处注意受试者安全。

让受试者用最轻松最安全的速度行走。

测定人员统一用语："请您尽量快速的绕一圈返回到椅子坐好"。

测定人员演示一遍。

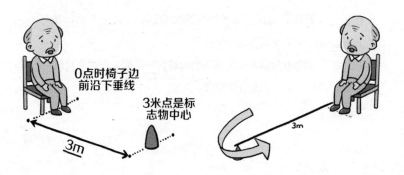

参考值：＜20s 有户外活动可能；＞30s 日常生活需要介护。

功能性障碍：男＞9s，女＞10s。

二、静态站立平衡能力：功能性前伸试验

1. 试验设施：一个 100cm 的标尺；用胶带将标尺粘在墙上；一个助手。

2. 试验方法：

让受试者脱去鞋子和袜子，放松站立，右肩垂直于墙面。

试验开始前给受试者示范标准的动作。

在受试者右肩峰的水平上将标尺平行于地面粘在墙面上。

其中一个测试者应该站在受试者前面易于读到刻度的位置，另一个测试者站在后面以观察受试者的脚后跟是否抬离地面。让受试者的指关节沿着标尺向前移动（见下图左）。

让受试者将右上肢水平前伸（与肩关节的角度接近 90°）。右手握拳，使中指关节朝前，以便测量原始测量值（相当于上肢的长度）（见下图右）。

让受试者在保持平衡的前提身体尽可能的前倾。

对于完成这项试验没有特别的要求，当受试者的双脚抬离地面时立即停止试验。

在正式开始试验前让受试者进行两次预试验，以便熟悉试验环节。在正式试验时再评估受试者的平衡能力。

功能性平衡能力的结果是所能达到的最大距离减去原始测量值。

需进行两次试验，取最好的成绩。

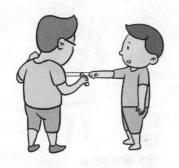 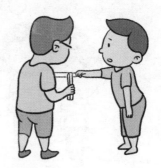

参考值：＞26cm 可以进行独立步。

功能性障碍：男＜20cm，女＜30cm。

附录五 步 行 速 度

4 米步行速度测定

测定方法：

测定前询问受试者是否有身体（颈部、腰部、膝部）疼痛；骨科、外科手术情况请注明。

平时使用拐杖等助力器的受试者，可以使用其辅助行走。

两端各预留 2 米，全长 8 米的直线距离，用平常的行走速度完成，记录 4 米的行走时间。

工作人员紧跟在受试者身后，但不要妨碍受试者行走。

让受试者用最轻松最安全的速度行走。

测定人员演示一遍。

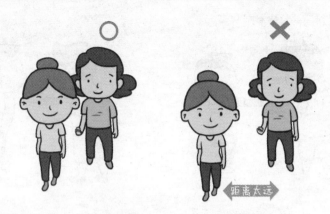

参考值：＜4.64s 可以户外步行；＜9.84s 建议室内步行。

功能性障碍：男女＜0.8m/s。

附录六 柔韧性测定

座椅前伸试验

一、试验设施

一把标准的椅子，靠背笔直，座椅高度43cm。

一把足够长的尺子（大约45.7cm），用于测量受试者前伸所达到的距离。

二、试验方法

让受试者坐在椅子上，向前向下弯曲身体。

给受试者示范标准体位，以供试验用。

让受试者弯曲左腿并将左脚平放在地面上，右腿完全伸直以使膝盖伸直，脚后跟着地，踝关节弯曲成90°。

让受试者两手臂伸直，优势手在上，手指向前向下伸直，沿着尺子向下滑动双手，尽可能抬头、挺胸。

受试者必须通过指尖向前伸，并努力通过脚尖。

提醒受试者在试验过程中要保持呼吸顺畅，缓慢移动手指，不能突然一下达到最大伸展。

在试验过程中，膝盖一定要伸直；如果膝盖弯曲了，应让受试者重新试验。

手指前伸达到最大至少要保持2秒以上才算一次有意义前伸。

受试者需要进行2次预试验之后再进行2次正式实验。

换左腿再重复上述试验。

记录下中指到脚尖的距离。如果前伸不能通过脚尖，得到的距离是一个负数。如果能通过脚尖，得到的距离是一个正数。取最好成绩。

参考值：功能性障碍男<-15cm，女<-7cm。

附录七　日常生活活动能力（ADL）量表（Barthel指数）

姓名_____ 性别_____ 年龄_____ 病案号_____

项目	标准	评分	评估日期		
大便	失禁或昏迷 偶有失禁（每周<1次） 控制	0 5 10			
小便	失禁或昏迷或需由他人导尿 偶有失禁（每24h<1次） 控制	0 5 10			
修饰	需要帮助 自理（洗脸、梳头、刷牙、剃须）	0 5			

续表

项目	标准	评分	评估日期		
用厕	依赖他人	0			
	需部分帮助	5			
	自理（去和离开厕所、使用厕纸、穿脱裤子）	10			
进食	较大或完全依赖	0			
	需部分帮助（切面包、抹黄油、夹菜、盛饭）	5			
	全面自理（能进各种食物，但不包括取饭、做饭）	10			
转移	完全依赖他人，无坐位平衡	0			
	需大量帮助（1~2人，身体帮助），能坐	5			
	需少量帮助（言语或身体帮助）	10			
	自理	15			
活动	不能步行	0			
	在轮椅上能独立行动	5			
	需1人帮助步行（言语或身体帮助）	10			
	独立步行（可用辅助器，在家及附近）	15			
穿衣	依赖他人	0			
	需一半帮助	5			
	自理（自己系开纽扣，关、开拉锁和穿鞋）	10			
上下楼	不能	0			
	需帮助（言语、身体、手杖帮助）	5			
	独立上下楼梯	10			
洗澡	依赖他人	0			
	自理（无指导能进出浴池并自理洗澡）	5			
总得分					
评估者					
诊断结论：					

满分100分，小于20分为严重功能缺陷，生活完全依赖；20~40分，表示生活需要很大帮助；40~60分表示需要他人帮助；大于60表示生活基本可以自理。

附录八 营养及日常活动评估

年龄：____ 性别：____ 身高：____ 体重：____ 腰围：____

现病史：糖尿病☐ 高血压☐ 高血脂☐ 慢性肾病☐

有无水肿：有☐ 无☐

用药情况（现在规律服用的药物）：_____

从事工作（是否还在从事）：_____

化验指标：血清白蛋白：_____

饮食习惯调查：

1. 您的主食结构是? ____

    a. 大米白面为主，少量粗粮薯类

    b. 大米白面、粗粮、薯类三者基本等量

    c. 粗粮、薯类为主，少量大米白面

    d. 只吃大米白面，基本不吃粗粮、薯类

2. 您平均每天主食能吃多少（一个馒头约合二两，一碗米饭约合二两）? ____

    a. 5~8 两　　　　b. 8~10 两　　　　c. 2~4 两　　　　d. 2 两以下

3. 您吃粗粮食品（玉米、小米、高粱、燕麦、荞麦等）的次数? ____

    a. 天天吃　　　　　　　　　b. 每周三次以上

    c. 每周两次以下　　　　　　d. 基本不吃

4. 您吃动物内脏（肝、肾、胃、肠）的情况____

    a. 基本不吃　　　　　　　　b. 每月 3 次以下

    c. 每周 3 次以上　　　　　　d. 基本上天天吃

5. 您吃肥肉或荤油的情况____

    a. 基本不吃　　　　　　　　b. 每周三次以下

    c. 每周三次以上　　　　　　d. 天天吃

6. 您吃鱼、虾、蟹等水产品的情况____

    a. 天天吃　　　　　　　　　b. 每周三次以上

    c. 每周三次以下　　　　　　d. 基本不吃

7. 您常吃深海中的鱼类（如金枪鱼、黄花鱼等）吗? ____

    a. 经常吃，每周 4~5 次　　　b. 每周 2~3 次

c. 很少吃　　　　　　　　　　　　d. 不吃

8. 您每天新鲜蔬菜的食用量是多少？____

　　a. 300 克以上　　b. 200~300 克　　c. 100~200 克　　d. 100 克以下

9. 您每天新鲜水果的食用量是多少？____

　　a. 200 克以上　　b. 100~200 克　　c. 100 克以下　　d. 不吃

10. 您每天的喝水量大约是多少？____

　　a. 1000~1500 毫升　　　　　　　b. 1500 毫升以上

　　c. 500~1000 毫升　　　　　　　 d. 500 毫升以下

11. 您注意每日食盐的用量吗？用量是多少？____

　　a. 有，6 克以下　　　　　　　　b. 有，6~12 克

　　c. 没有，随口味添加　　　　　　d. 有，12 克以上

12. 您有注意每日烹调油的用量吗？用量是多少？____

　　a. 有，25~35 克　　　　　　　　b. 有，25 克以下

　　c. 有，35 克以上　　　　　　　　d. 没有，随口味添加

13. 您家的常用油是？____

　　a. 色拉油、调和油　　　　　　　b. 不固定

　　c. 菜籽油、大豆油等植物油为主　 d. 猪油或牛油等动物油为主

14. 您家做菜常用的烹饪方式是？____

　　a. 凉拌、清蒸　b. 快炒　　　　　c. 煮、炖、焖　　d. 油炸

15. 您有食用腌制或油炸食品的习惯吗？____

　　a. 没有，从不吃腌制或油炸食品　 b. 偶尔吃腌制或油炸食品

　　c. 经常吃腌制或油炸食品　　　　 d. 几乎天天吃

16. 您喜欢吃哪些零食？____

　　a. 坚果类　　　　　　　　　　　b. 饼干、点心类

　　c. 肉干、鱼干　　　　　　　　　d. 果脯类、膨化食品等

17. 您吃坚果么？____

　　a. 从不吃　　　　　　　　　　　b. 每周吃 1~2 次

　　c. 每周吃 3~5 次　　　　　　　　d. 天天吃

18. 您经常醉酒吗？____

　　a. 基本不喝，喝时也是少量　　　 b. 偶尔喝酒，不会醉酒

　　c. 经常喝酒，偶尔醉酒　　　　　 d. 经常喝得酩酊大醉

附录九　匹茨堡睡眠质量指数量表

（Pittsburgh Sleep Quality Index，PSQI）

姓名：_____　性别：_____　年龄：_____　病案号_____

文化程度：_____　职业：_____　评定日期：_____　临床诊断：_____

下面一些问题是关于您最近 1 个月的睡眠情况，请填写或选择最符合您近 1 个月实际情况的答案。请回答下列问题：

1. 近 1 个月，晚上上床睡觉通常（　）点钟。

2. 近 1 个月，从上床到入睡通常需要（　）分钟。

3. 近 1 个月，通常早上（　）点起床。

4. 近 1 个月，每夜通常实际睡眠（　）小时（不等于卧床时间）。

对下列问题请选择 1 个最适合您的答案。

5. 近 1 个月，因下列情况影响睡眠而烦恼：

a. 入睡困难	（1）无	（2）＜1 次 / 周
（30 分钟内不能入睡）	（3）1~2 次 / 周	（4）≥3 次 / 周
b. 夜间易醒或早醒	（1）无	（2）＜1 次 / 周
	（3）1~2 次 / 周	（4）≥3 次 / 周
c. 夜间去厕所	（1）无	（2）＜1 次 / 周
	（3）1~2 次 / 周	（4）≥3 次 / 周
d. 呼吸不畅	（1）无	（2）＜1 次 / 周
	（3）1~2 次 / 周	（4）≥3 次 / 周
e. 咳嗽或鼾声高	（1）无	（2）＜1 次 / 周
	（3）1~2 次 / 周	（4）≥3 次 / 周
f. 感觉冷	（1）无	（2）＜1 次 / 周
	（3）1~2 次 / 周	（4）≥3 次 / 周
g. 感觉热	（1）无	（2）＜1 次 / 周
	（3）1~2 次 / 周	（4）≥3 次 / 周

h. 做恶梦 　　　　　（1）无 　　　　　（2）＜1次/周

　　　　　　　　　　　（3）1~2次/周 　　　（4）≥3次/周

i. 疼痛不适 　　　　　（1）无 　　　　　（2）＜1次/周

　　　　　　　　　　　（3）1~2次/周 　　　（4）≥3次/周

j. 其它影响睡眠的事情 （1）无 　　　　　（2）＜1次/周

　　　　　　　　　　　（3）1~2次/周 　　　（4）≥3次/周

如有，请说明：

6. 近1个月，总的来说，您认为自己的睡眠质量 （1）很好 （2）较好 （3）较差 （4）很差

7. 近1个月，您用药物催眠的情况 （1）无 （2）＜1次/周 （3）1~2次/周 （4）≥3次/周

8. 近1个月，您常感到困倦吗（1）无 （2）＜1次/周 （3）1~2次/周（4）≥3次/周

9. 近1个月，您做事情的精力不足吗 （1）没有 （2）偶尔有 （3）有时有 （4）经常有

10. 你是与人同睡一床（睡觉同伴，包括配偶）或有室友？

　　没有与人同睡一床或室友（ ） 同伴或室友在另外房间（ ）

　　同伴在同一房间但不睡同床（ ） 同伴在同一床上（ ）

◆ 如果你是与人同睡一床或有室友，请询问他（她）你过去一个月是否出现以下情况：

　　（A）你在睡觉时，有无打鼾声：

　　过去一个月没有（ ） 　　　　每周平均不足一个晚上（ ）

　　每周平均一或两个晚上（ ） 　　每周平均三个或更多晚上（ ）

　　（B）在你睡觉时，呼吸之间有没有长时间停顿：

　　过去一个月没有（ ） 　　　　每周平均不足一个晚上（ ）

　　每周平均一或两个晚上（ ） 　　每周平均三个或更多晚上（ ）

　　（C）在你睡觉时，你的腿是否有抽动或者有痉挛：

　　过去一个月没有（ ） 　　　　每周平均不足一个晚上（ ）

　　每周平均一或两个晚上（ ） 　　每周平均三个或更多晚上（ ）

（D）在你睡觉时是否出现不能辨认方向或混乱状态：

过去一个月没有（　） 　　　　每周平均不足一个晚上（　）

每周平均一或两个晚上（　） 　　每周平均三个或更多晚上（　）

（E）在你睡觉时是否有其他睡不安宁的情况，请描述＿＿＿＿＿＿＿

过去一个月没有（　） 　　　　每周平均不足一个晚上（　）

每周平均一或两个晚上（　） 　　每周平均三个或更多晚上（　）

睡眠质量得分（　），入睡时间得分（　），睡眠时间得分（　），

睡眠效率得分（　），睡眠障碍得分（　），催眠药物得分（　），

日间功能障碍得分（　），PSQI 总分（　）

参考结果：0~5 分 　　　　睡眠质量很好

6~10 分 　　　　睡眠质量还行

11~15 分 　　　　睡眠质量一般

16~21 分 　　　　睡眠质量很差

附录十　心理精神状态评估表

姓名：＿＿＿　性别：＿＿＿　年龄：＿＿＿　病案号：＿＿＿　测评日期：＿＿＿

PHQ评估量表	完全不会	几天	一半以上的天数	几乎每天
1. 做事时提不起劲或没有兴趣	0	1	2	3
2. 感到心情低落、沮丧或绝望	0	1	2	3
3. 入睡困难、睡不安或睡眠过多	0	1	2	3
4. 感觉疲倦或没有活力	0	1	2	3
5. 食欲不振或吃太多	0	1	2	3
6. 觉得自己很糟或觉得自己很失败，或让自己或家人失望	0	1	2	3
7. 对事物专注有困难，例如阅读报纸或看电视时	0	1	2	3

续表

PHQ评估量表	完全不会	几天	一半以上的天数	几乎每天
8. 动作或说话速度缓慢到别人已经觉察或正好相反—烦躁或坐立不安、动来动去的情况更胜于平常	0	1	2	3
9. 有不如死掉或用某种方式伤害自己的念头	0	1	2	3

GAD评估量表	完全不会	几天	一半以上的天数	几乎每天
1. 感觉紧张，焦虑或急切	0	1	2	3
2. 不能够停止或控制担忧	0	1	2	3
3. 对各种各样的事情担忧过多	0	1	2	3
4. 很难放松下来	0	1	2	3
5. 由于不安而无法静坐	0	1	2	3
6. 变得容易烦恼或急躁	0	1	2	3
7. 感到害怕，似乎将有可怕的事情发生	0	1	2	3

PHQ 评估量表

0~4　没有抑郁症（注意自我保重）

5~9　可能有轻微抑郁症（建议咨询心理医生或心理医学工作者）

10~14　可能有中度抑郁症（最好咨询心理医生或心理医学工作者）

15~19　可能有中重度抑郁症（咨询心理医生或精神科医生）

20~27　可能有重度抑郁症（一定要看心理医生或精神科医生）

GAD　评估量表

0~4　没有焦虑症（注意自我保重）

5~9　可能有轻微焦虑症（建议咨询心理医生或心理医学工作者）

10~13　可能有中度焦虑症（最好咨询心理医生或心理医学工作者）

14~18　可能有中重度焦虑症（咨询心理医生或精神科医生）

19~21　可能有重度焦虑症（一定要看心理医生或精神科医生）

附录十一 尼古丁依赖量表

姓名：_____ 性别：_____ 年龄：_____

病案号：_____ 测评日期：_____ 分值：_____

1. 吸烟史？	□有 年		
	□无		
2. 被动吸烟环境？	□是		
	□否		
3. 吸烟原因？	□想吸		
	□被动吸		
4. 是否曾有戒烟史？	□是 时间：	电话：	
	□否		
问题	答案	分值	备注
1. 早晨您醒来后多长时间吸第一支烟？	□5分钟内	3	
	□6~30分钟内	2	
	□60分钟内	1	
	□否	0	
2. 您是否在许多禁烟场所很难控制吸烟的冲动？	□是	1	
	□否	0	
3. 您最不愿放弃哪一支烟？	□早晨第一支烟	1	
	□其他	0	
4. 您每天吸多少支烟？	□10支或以下	0	
	□11~20支	1	
	□21~30支	2	
	□31支或更多	3	

续表

5. 您卧病在床时仍然吸烟吗?	□是	1	
	□否	0	
6. 您早上醒来后第一个小时是否比其他时间吸烟多?	□是	1	
	□否	0	

分值所代表的依赖水平:

0~2 分: 很低;

3~4 分: 低;

5 分: 中度;

6~7 分: 高;

8~10 分, 很高。

≥ 6 分时被认为是尼古丁高度依赖的标准。

附录十二 6 分钟最大步行距离试验（6-minute walk test，6MWT）

一、6MWT 试验准备和解释说明

1. 穿着舒适，穿适于行走的鞋。

2. 携带其日常步行辅助工具（如手杖）。

3. 患者应继续应用自身常规服用的药物。

4. 在清晨或午后，测试前可少许进食。

5. 试验开始前 2 小时内应避免剧烈运动。

二、6MWT 操作步骤

1. 患者在试验前 10 分钟到达试验地点，于起点附近放置一把椅子，让患者就座休息。核实患者是否具有试验禁忌症，确认患者穿着适宜的衣服和鞋。测量血压、脉搏、血氧饱和度，填写工作表的第一部分。

2. 让患者站立，应用 Borg 评分对其基础状态下的呼吸困难情况作出评分（见 Borg 评分及其使用说明）。

3. 患者指导

这个检查的目的是在 6 分钟内尽可能走得远一些，您在这条过道上来回走。6 分钟时间走起来很长，所以您要尽自己的全力，但请不要奔跑或慢跑。

您可能会喘不过气来，或觉得精疲力尽。您可放慢行走速度，甚至停下来休息。您可在休息时靠在这面墙上，一旦您觉得体力恢复了，就应尽快继续往下走。

您需要绕着这两个圆锥形的路标来回走，绕这两个圆锥形路标时您不要犹豫。

您准备好了吗？我们会记录您走过几个来回，您每次转身经过这条起点线时，我都会记录一次。请您牢记，试验需要您在 6 分钟内走出尽可能远的距离，是现在开始？还是等您准备好之后咱们再开始？

4. 将患者带领至起点处。测试过程中，操作者始终站在起点线附近。不要跟随患者一同行走。当患者开始出发时，开始计时。

5. 患者每次返回起点线时，在工作表中标记出折返次数，要让患者看到这些行动。动作可稍微夸张一些，就像短跑冲刺终点线上的裁判按下秒表一样。用平和的语调对患者讲话：

1 分钟后，对患者说（语调平和）："您做得不错。您还要走 5 分钟。"

剩余 4 分钟时，对患者说："不错，坚持下去，您还要走 4 分钟。"

剩余 3 分钟时，对患者说："您做得很好，您已经走完一半了。"

剩余 2 分钟时，对患者说："不错，再坚持一会儿，只剩下 2 分钟了。"

剩余 1 分钟时，对患者说："您做得不错，只剩下 1 分钟了。"

不要用其他语言鼓励患者，避免做出暗示患者加快步行速度的肢体语言。

据测试结束只剩下 15 秒时，对患者说："过一会儿我会让您停下来，当我喊停时，您就停在原地，我会走到您那儿。"

计时6分钟时，对患者说："停下！"走到患者处。如果患者显得很劳累，推上轮椅。在他们停止的位置做好标记，比如放置一个物体或画上标记。

如果患者在试验过程中停了下来并要求休息，对患者说："如果您愿意，可以靠在这面墙上；当您觉得休息好了就尽快接着往前走。"不要中止计时器计时。如果患者未能走满6分钟就止步不前，并且拒绝继续测试（或操作者认为其不宜再继续进行测试），将轮椅推至患者面前让其就座，中止步行，将其步行的距离、中止时间以及未能完成实验的原因记录在工作表上。

6. 试验结束后，向患者做出的努力表示祝贺，并给他一杯水。记录患者行走之前的Borg呼吸苦难及疲劳程度评分，并咨询患者："您觉得是什么原因使您不能走得更远一些？都有哪些不舒服？"测定血氧饱和度、脉搏、血压，并记录。

7. 记录下患者最后一个来回中走过的距离，计算患者走过的总路程，数值四舍五入，以"米（m）"为单位计算，并将计算结果记录到工作表上。

三、6MWT注意事项

将抢救车安放于适当的位置，操作者熟练掌握心肺复苏技术，能够对紧急事件迅速作出反应；

出现以下不适及时终止实验：胸痛；难以忍受的呼吸困难；下肢疼挛；步履蹒跚；虚汗；面色苍白；患者无法忍受。

测试前不应进行热身运动；

患者目前服用的药物不要停用；

测试时，操作者注意力要集中，不要和其他人交谈，不能数错患者的折返次数；

为减小不同实验日期之间的差异，测试应在各天中的同一时间点进行；

如果一个患者在同一天进行2次测试，2次测试至少要间隔2小时。不能在一天内进行3次测试。

四、相关参考值

6MWT 最大步行距离预计值	男：7.57×身高（cm）–5.02×年龄–1.76×体重（kg）–309 女：2.11×身高–5.78×年龄–2.29×体重+667
根据 6MWT 结果，进行心肺功能分级	1 级：< 300m 2 级：300~374.9m 3 级：375~449.5m 4 级：> 450m
6MWT 结果对 METs 的预测	METs=（4.948+0.023×六分钟步行距离）/3.5
运动时能量消耗	METs × 3.5 × 公斤体重 /200=kcal/ 分

附录十三　Borg 指数评级

PRE	主观运动感觉特征
6	（安静）
7	非常轻松
8	
9	很轻松
10	
11	轻松
12	
13	稍费力（稍累）
14	
15	费力（累）
16	
17	很费力（很累）
18	
19	非常费力（非常累）
20	

附录十四 代谢当量与活动能力对照表

Met	日常生活	兴趣爱好	运动	工作
1~2	吃饭,洗脸,缝纫,开汽车,聊天,打电话,泡澡	听广播,读书,看电视,纸牌,围棋,象棋,编织,手工	缓慢散步(1.6km/h)	文秘工作
2~3	站立乘车,做饭,洗小件衣服,擦地(用拖把),料理或食材准备(站立或坐立),洗碗,熨衣服,晾干衣服的整理,同儿童玩耍(站立、轻度),照看宠物(轻度)	打保龄球,养花,打高尔夫球(使用卡丁车),瑜伽	平地步行(3.2km/h)(慢步上二楼),伸展运动	门卫,管理员,乐器演奏,站立着工作(服务类或工厂等)
3~4	淋浴,擦窗户,炊事,铺床,背10kg行李徒步,跪着擦地,电路相关工作:管线工程	做广播操,钓鱼,打羽毛球(非竞技),打高尔夫,保龄球飞盘,排球,在家中做体操(轻、中度)	略快步(4.8km/h)(常速上二楼),自行车测力计:50瓦,非常轻度的活动,体能训练(轻、中度)	机械组装,卡车运输,出租车,焊接作业
4~5	抱10kg行李徒步,扫地,性生活,泡澡,慢慢除草,和儿童玩耍或照看宠物(走/跑、中强度),残疾者或高龄者的看护,屋顶除雪,苗木种植,田间耕作,农业:家畜的喂食工作	陶艺,跳舞(芭蕾、爵士),乒乓球,网球,接球,高尔夫(自己搬运球杆,等待时间除外),太极拳,羽毛球	快走(5.6km/h),快步行走(平地,95~100m/分程度),水中运动(在水中的柔软体操,水中有氧运动,水中体操)	钳工,瓦工,贴壁纸,轻木匠工作

续表

Met	日常生活	兴趣爱好	运动	工作
5~6	单手提10kg行李,步行下坡,和儿童玩耍或照看宠物(走/跑、活跃的),用铁锹松土,除草(使用割草机边走边除)	溪流垂钓,滑冰,软式棒球或棒球	疾　行(6.5km/h),自行车测力计:100瓦,轻度活动	木匠,农活
6~7	掘土,扫雪,家具的移动和搬运	健美操,休闲滑　雪(4km/h),美容体操,爵士舞	体能训练(高强度、力量举重、健身),慢跑和步行的组合(慢跑10分以下),篮球,游泳:缓慢地划水前行,有氧训练	
7~8		游泳,登山(背负约1~2kg的东西),滑雪,健身有氧操,足球,网球	慢　跑(8.0km/h),游泳(仰泳)	
>8	连续爬10楼以上,搬运重物,农业:捆绑干草,家畜小屋的清扫,喂鸡	跳绳,各种竞技运动	骑自行车(约20km/h),跑步(8.5km/h),游泳(自由泳)	

附录十五　疼痛数字分级法（NRS）、脸谱评分法（Wong-Baker 脸）、Cpot 评分

疼痛强度常采用数字等级量表（NRS）或 Wong-Baker 脸评分法评定，ICU 采用 Cpot 评分。

（1）NRS：用 0~10 等分刻度标记出不同程度的强度等级，0 为无痛，10 为最剧烈的疼痛，1~3 为轻度痛，4~6 为中度痛，7~9 为重度痛。

（2）Wong-Baker 脸：对婴儿或无法交流的病人用前述方法进行疼痛评估可能比较困难。可通过画有不同面部表情的图画评分法来评估：无痛、有点痛、稍痛、更痛、很痛、最痛。

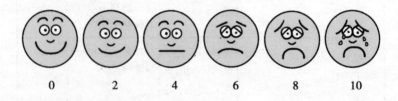

| | 0 | 2 | 4 | 6 | 8 | 10 |

（3）Cpot 评分

		分值		描述
面部表情	放松、平静	0		未见面部肌紧张
	紧张	1		存在皱眉耸鼻或任何面部变化（如睁眼或疼痛时流泪）
	表情痛苦	2		所有之前的面部变化加上双目紧闭（患者可能口腔张开或者紧咬气管导管）

	分值		描述
身体活动度	活动减少或者保持正常体位	0	完全不动（不代表没有疼痛）或正常体位（因为疼痛或防卫而产生的运动）
	防护状态	1	缓慢小心的移动，轻抚痛处，通过移动身体引起别人注意
	焦躁不安	2	拉扯气管导管，试图坐起，在床上翻来覆去，不配合指示，袭击工作人员，试图翻越床栏
人机协调（针对气管插管患者）或者（二者选一）发声（针对无气管插管患者）	人机协调	0	通气顺畅，无呼吸机报警
	呛咳但尚可耐受	1	呛咳，呼吸机报警触发，疼痛时自主呼吸暂停
	人机对抗	2	人机不同步，呼吸机频繁报警
	语调平稳或不出声	0	说话时语调平稳或不出声
	叹息，呻吟	1	叹息，呻吟
	哭喊，抽泣	2	哭喊，抽泣
肌紧张 当患者处于休眠状态时，对其上肢进行被动弯曲和伸展动作，并作出评估；或者被动翻身时，作出评估	放松	0	对被动运动无抵抗
	紧张，僵直	1	抵抗被动运动
	非常紧张，僵直	2	对被动运动强烈抵抗，无法完成被动运动
	分值		目标分值：0~1

Cpot 评分：0~8，得分≥3 就有意义。

73

附录十六　RASS 镇静程度评估表（Richmond Agitation-Sedation Scale）

+4	有攻击性	有暴力行为
+3	非常躁动	试着拔出呼吸管，胃管或静脉点滴
+2	躁动焦虑	身体激烈移动，无法配合呼吸机
+1	不安焦虑	焦虑紧张但身体只有轻微的移动
0	清醒平静	清醒自然状态
−1	昏昏欲睡	没有完全清醒，但可保持清醒超过十秒
−2	轻度镇静	无法维持清醒超过十秒
−3	中度镇静	对声音有反应
−4	重度镇静	对身体刺激有反应
−5	昏迷	对声音及身体刺激都无反应

镇静目标：白天 RASS0 到 −2，夜间 −1 到 −3。

附录十七　谵妄评估（CAM-ICU）

谵妄的诊断主要依据临床检查及病史。目前推荐使用"ICU 谵妄诊断的意识状态评估法（the confusion assessment method for the diagnosis of delirium in the ICU，CAM-ICU）"。CAM-ICU 主要包含以下几个方面：病人出现突然的意识状态改变或波动；注意力不集中；思维紊乱和意识清晰度下降。

ICU 谵妄诊断的意识状态评估法（CAM-ICU）

临床特征	评价指标
1. 精神状态突然改变或起伏不定	病人是否出现精神状态的突然改变？ 过去 24 小时是否有反常行为。如：时有时无或者时而加重时而减轻？ 过去 24 小时镇静评分（SAS 或 MAAS）或昏迷评分（GCS）是否有波动？
2. 注意力散漫	病人是否有注意力集中困难？ 病人是否有保持或转移注意力的能力下降？ 病人注意力筛查（ASE）得分多少？（如：ASE 的视觉测试是对 10 个画面的回忆准确度；ASE 的听觉测试病人对一连串随机字母读音中出现"A"时点头或捏手示意。）
3. 思维无序	若病人已经脱机拔管，需要判断其是否存在思维无序或不连贯。常表现为对话散漫离题、思维逻辑不清或主题变化无常。 若病人在带呼吸机状态下，检查其能否正确回答以下问题： 1. 石头会浮在水面上吗？ 2. 海里有鱼吗？ 3. 一磅比两磅重吗？ 4. 你能用锤子砸烂一颗钉子吗？ 在整个评估过程中，病人能否跟得上回答问题和执行指令？ 1. 你是否有一些不太清楚的想法？ 2. 举这几个手指头（检查者在病人面前举两个手指头）。 3. 现在换只手做同样的动作（检查者不用再重复动作）。

续表

临床特征	评价指标
4. 意识程度变化（指清醒以外的任何意识状态，如：警醒、嗜睡、木僵或昏迷）	清醒：正常、自主的感知周围环境，反应适度。 警醒：过于兴奋 嗜睡：瞌睡但易于唤醒，对某些事物没有意识，不能自主、适当的交谈，给予轻微刺激就能完全觉醒并应答适当。 昏睡：难以唤醒，对外界部分或完全无感知，对交谈无自主、适当的应答。给予强烈刺激时，有不完全清醒和不适当的应答，强刺激一旦停止，又重新进入无反应状态。 昏迷：不可唤醒，对外界完全无意识，给予强烈刺激也无法进行交流。

* 若病人有特征 1 和 2，或者特征 3，或者特征 4，就可诊断为谵妄。

附录十八 运动康复七步法

步骤	练习	病房活动
1	呼吸 卧床做主动及被动四肢运动	自己进餐、自行在床上抹脸、洗手及用便盆、升高床头坐起、可在医护人员协助下尝试坐（时间 15~30 分钟），每日 2~3 次
2	与第一步相同但在床上坐起	在床边抹身（上身及私处）、自行梳洗（梳头，剃须）、短时间阅读（少于 15 分钟）、坐起（时间 15~30 分钟），每日 2~3 次，坐式八段锦锻炼（动作幅度小）1 套 / 日。
3	热身运动、用缓慢步伐行走 30 米、松弛运动	自行坐起、可尝试自行到洗手间（冲身除外），床旁练习太极拳[42、43]基本步（可耐受独立站立患者）5~10 分钟。

续表

步骤	练习	病房活动
4	热身运动、原地踏步运动 10~15 次、松弛运动	自行到洗手间、可尝试用温水冲身（宜先向医务人员咨询及量力而为），床旁练习太极拳[42、43]基本步，5~10 分钟/次，2~3 次/日。
5	（每日两次）热身运动、步行 150 米、尝试爬几步楼梯、松弛运动	可自行到洗手间及进行各种清洗活动，床旁练习太极拳[42、43]基本步，5~10 分钟/次，2~3 次/日，同时病房走廊练习站立式八段锦 1 套/日。
6	（每日两次）热身运动、步行 150 米、上 1 段楼梯（1/2 层）、松弛运动	继续以上活动
7	（每日两次）热身运动、步行 150 米、上 2 段楼梯（1 层）、松弛运动	继续以上活动，制定院外运动计划

附录十九　中医呼吸导引功法[44]

1. 松静站立：双脚分开站立，与肩同宽，双目微闭，舌抵上腭，口唇微闭，含胸收腹，提肛，双臂自然下垂，虚腋，髋、膝关节微屈，摒除杂念，行（鼻吸口嘘）顺式腹式呼吸 5 分钟。

2. 丹田呼吸：并足站立，左脚向左前 45 度迈出一步，双手自体前拉起至上丹田（印堂穴处），缓缓分开，同时用鼻子吸气，合拢时用口呼气。然后双手向下至下丹田关元处，缓缓拉开，鼻吸气，合拢时口呼气，如此 3 遍。换右脚向前，继续 3 次。

3. 养气收功：双手叠放于小腹，舌抵上腭，静心调息，心息相依，5 分钟。然后舌体放平，摩擦面部，活动手脚，练功结束。

附录二十 中医治疗疼痛方法

1. 中药治疗 可选用中药内服、外敷、温浴、熏蒸等不同的方法。

2. 按摩治疗

（1）俯卧位：患者俯卧于床面，全身放松

轻抚放松：以掌揉法轻柔竖脊肌 2~3 遍，手法作用在皮下浅筋膜，使皮肤与皮下组织相互摩擦。诱导患者放松，为进行治疗做准备。

点揉背俞：以拇指、食指或一指禅推法由上向下点压按揉背部腧穴所在膀胱经络循行线路，即后正中线旁开 1.5 寸，力度可稍重，如有结节、压痛点或在心俞、厥阴俞、膈俞等穴位处可多做停留，反复操作 3~4 次。

扳推肩胛：嘱患者一手放于背后腰部，术者以一手向后扳患者肩部，使同侧肩胛骨下角翘起，四指插入肩胛骨下角按摩 3~4 次，左右互换。再轻抚放松 2~3 遍；

（2）仰卧位：患者仰卧于床面，全身放松

轻抚放松：术者以指尖接触患者胸肋关节体表投影处，沿足少阴肾经胸部循行线路（俞府至步廊穴连线上）由上至下按摩胸肋关节及肋间隙，手法作用在皮下浅筋膜，使皮肤与皮下组织相互摩擦，反复操作 2~3 次。

点揉任脉：以拇指、食指或一指禅推法从上向下按揉任脉天突至巨阙连线（前正中线上），力度适中，以患者感觉舒适为度；

叠按巨阙：以中三指（食指、中指、无名指）按揉剑突下巨阙穴部位，探查剑突下是否有结节、压痛，如有结节、压痛可适当延长按揉时间；

弹拨极泉穴：令患者双手举放于体侧，暴露腋下，术者弹拨腋下极泉穴，左右各 2~3 次，以患者感觉麻木向手指端放散为度；

擦两肋：接前式，术者五指分开，以指尖及掌面轻搓患者肋间隙，从上至下由前向后，以局部微微发热为度。

（3）按跷胸廓：以双手手掌接触患者胸胁，指尖向后，掌心约置于腋中线上，四指方向与肋骨走向平行，仔细感受患者呼吸时的胸廓运动，双手掌面尽量平铺于肋骨上（掌面与肋骨接触面积最大），嘱患者深吸气，术者以双掌按住肋骨，感受患者吸气时肋骨的运动并施加与运动方向相反的阻力，呼气时放松，从上至下操作，反复3~4次。

注意：施加力量时要注意患者肋骨的运动方向，沿相反的方向给予适当的力量阻抗（一般为略向下），以患者不感觉压痛、不影响呼吸运动为度。

（4）导引收功：以双掌叠按患者下腹部关元穴，按揉数次，并轻轻提拉局部肌肉数次结束按揉。

（5）按摩时间：应根据病情及治疗部位而定。急性期患者每次的治疗时间应短，慢性期治疗时间可以稍长。局部或单一关节治疗，每次10~15分钟；较大面积或更多部位治疗，每次20~30分钟。住院患者可以每天治疗1~2次，门诊患者每天治疗1次，或每月治疗2~3次。

（6）综合治疗：由于按摩属于被动运动，因此，必须与其他治疗，如物理因子和主动运动治疗相结合，才能维持疗效，避免复发。

3. **针灸治疗**[45~47] 基本原理包括中医的脏腑、经络、腧穴等理论，其中经络理论是针灸的核心理论依据。发挥调和阴阳、扶正祛邪和疏通经络等的作用。

治疗原则：遵循中医辨证施治的原则。中医称"盛则泻之，虚则补之，热则疾之，寒则留之，陷下则灸之，不盛不虚，以经取之。"

常用疗法：体针、灸法、电针疗法等。

常用穴位推荐：内关、劳宫、至阳、鸠尾、心俞、厥阴俞、膈俞、巨阙、极泉、关元、伏兔、条口、解溪、天泉、曲泽、郄门等。

留针时间：一般根据病情采取速针或留针，留针时间一般为20~30分钟。

治疗疗程：通常10次为一疗程，然后停3天左右继续第2疗程或连续2个疗程后停5~7天再继续，也可以每周治疗5天停2天。

4. 其他方法

如穴位贴敷、耳穴压豆、穴位注射、电针、针刀、拔罐、刮痧等均有较好的疗效，使用时还需根据不同的病情辨证施治。

附录二十一 中医睡眠调养方法

1. 中医辨证方药治疗[48]

汤剂：酸枣仁汤，天王补心丹，归脾汤，桂甘龙牡汤。

中成药：枣仁安神胶囊，天王补心丸，七叶神安片，眠安宁颗粒。

2. 中药沐足 每天临睡前用辨证处方中药水煎沐足或沐足药包（有生产条件的单位）加热水泡脚 20 分钟。每天 1 次。

具体方法：

（1）将已配好的中药加水 2000ml 煎煮，水沸后再煮 20 分钟，取汁去渣。

（2）取恒温沐足盆，检查其性能是否完好，并套上一次性塑料袋，将已煎好的中药放入沐足盆中，待水温降至 38~42℃时，端至床边。

（3）向患者解释，检查患者双足皮肤情况，如有皮损或皮肤病者不宜沐足，协助取坐位，浸泡双足，高度至踝关节以上，接上沐足盆电源，选择沐足模式后进行沐足，浸泡 20 分钟。

（4）沐足完后，为患者擦干脚，嘱其卧床休息，并做好相关护理。

邓氏沐足方[49]具体药物组成：怀牛膝 30g，川芎 30g，天麻 10g，钩藤 10g，夏枯草 10g，吴茱萸 10g，肉桂 10g。本方具有清热熄风，平肝潜阳，活血行气通脉，补益肝肾，疏肝解郁、引肝气下降等功效，可以从整体上调整人体气血阴阳，疏通经络气血，使病人重新恢复阴平阳秘，气血调畅的正常生理状态。对患者有着很好的舒缓降压、缓解头痛、改善睡眠的功效。

3. 穴位敷贴[50]

取穴：虚证：神阙、关元。实证：丰隆、太冲。

用药：五子散或吴茱萸粉碎调制。

疗程：3~4 天一次，每次贴敷时间 1 小时，若患者出现皮肤过敏不耐受，则适当缩短贴敷时间或及时揭下贴敷药物。

4. 腹针疗法[50]

取穴：引火归元基本方 + 辨证取穴。

附录二十二　中医心理疏导方法 [51]

1. **情志相胜疗法**　用一种情志活动去纠正另一种情志刺激所引起的疾病，从而达到治疗的目的，其机制是七情配属五脏，五脏分属五行。《素问·阴阳应象大论》与《素问·五运行大论》曰："怒伤肝，悲胜怒"，"喜伤心，恐胜喜"，"思伤脾，怒胜思"，"忧伤肺，喜胜忧"，"恐伤肾，思胜恐"。

2. **言语开导法**　医者根据病人的实际情况和个性特征，正确运用"语言"这一工具，对病人启发诱导，劝说解释，以消除病人的顾虑及心理障碍，使之积极主动地配合医者治疗的方法。

3. **移精变气法** [52、53]　《素问·移精变气法》曰："古之治病，惟其移精变气"而已，是通过转移患者的精神意念，排遣思情，改移心志，创造一个治愈疾病的心理环境，而易移精气，变利气血祛病有两种方法：一种是将心理疾病转移到躯体上加以排除，一种是将躯体疾病转移到心理以治愈。

4. **药物治疗法**　遣方用药灵活多变，立方简要；根据五脏病位辨证组方（《素问·宣明五气篇》"心藏神，肝藏魂，脾藏意，肺藏魄，肾藏志，是谓五脏所藏"）；气血痰瘀郁立论用药；未病先防、养心安神等，为其辨证处方原则。

附录二十三　中西医结合营养理念

1. 心血管疾病的饮食原则 [54、55]　合理饮食，控制体重：食物多样化，选择低热量饮食，减少原摄入量的 20%~30%，争取每周减重 1~1.5kg，但每天总热量不宜少于 1200 千卡，减少主食量，相当于过去的食用量要减少大约三分之一。注意粗细搭配。保持健康体重，BMI 在 18.5~24.0kg/m^2。

严格控制饱和脂肪酸及反式脂肪酸的摄入：肉类尽量选择瘦肉或鱼类，少食或不食煎炸食品。

低盐饮食：每日摄入量＜6g，减少水分潴留。

减慢饮食速度，确定规则正确的进食时间：重点是在运动开始之际进食，特别是早餐多吃，晚餐少吃，睡前禁止进食。

充分摄取蛋白质、维生素和矿物质：每餐在肉、鱼、乳类和大豆制品中任选 2 类以上；蔬菜要黄绿色和淡色蔬菜相配合，约各占一半；多食菌类，每餐食品种类要在 8 种以上。

2. 降低 LDL-C 的 4 项饮食推荐 [54、55]　选择强调蔬菜、水果和全谷类摄入的饮食模式，包括低脂乳制品、家禽、鱼、豆类、非热带菜籽油和坚果；限制甜食、含蔗糖饮料和红肉的摄入；

选择一种饮食模式，使饱和脂肪所提供的热量占总热量的 5%~6%；

降低饱和脂肪提供热量的百分比；

降低反式脂肪提供热量的百分比。

3. 降低血压的 4 项饮食推荐 [54、55]　选择强调蔬菜、水果和全谷类摄入的饮食模式，包括低脂乳制品、家禽、鱼、豆类、非热带菜籽油和坚果；限制甜食、含蔗糖饮料和红肉的摄入；

减少食物中钠的摄入：钠摄入量不超过 6g/d；进一步将钠摄入量降低至 3.8g/d 可以获得更大程度的促使血压下降；如果不能将每日钠摄入量降低至目标水平，至少也应每天减少 2.5g 的钠摄入量以实现降压作用；

推荐 DASH 饮食模式，主要原则包括高钾，蔬果、奶类中含量丰富；高镁，蔬菜、水果、含麸皮及胚芽的全谷类（如：糙米、燕麦、麦片、荞麦）中含量高；高钙，主要以低脂奶或脱脂奶类、豆类制品、深绿色蔬菜、海菜类、带骨小鱼中含量丰富；高膳食纤维，蔬菜、水果、全谷类、根茎类（如：萝卜、菜心、芋头）；限制饱和脂肪酸；在食物选择上，奶类选用低脂或脱脂奶，内脏类食品降低食用次数及频率，少吃猪肉及其他红肉；不饱和脂肪酸丰富，主要来源是种子／核果（如芝麻、杏仁、松子等）及各种植物油（如色拉油、葵花油、麻油、菜子油、橄榄油）；

限制饮酒：尽量少喝或不喝。

4. 心血管疾病中医对症营养补充[56]

（1）心血虚：注意饮食调节，因心血不足，常见脾胃健运不及，且忌饥饱失常，损伤脾胃，导致气血生化乏源，则心血更虚。饮食宜清淡，宜高蛋白饮食。易于消化，富于营养，可促进气血生成；忌膏粱厚味，因其易生痰浊，困阻脾阳，壅遏脉中，阻滞心脉诱发心痛。要纠正偏食，尤忌辛辣和过咸食品，以免伤阴使脉道凝涩，气血不通，发为心痛。

（2）心气虚：治疗心气虚最主要的就是补心气，安心神。饮食宜清淡，可进食时令鲜果，亦可食用一些滋补阳气阴精的食品，如瘦肉、鱼类、家禽等。忌食辛辣，因其逼津外泄，虑其更伤心之气阴；忌食生冷、肥甘的食物，因生冷伤脾阳，肥甘生痰浊，故当禁之。酒易蕴生湿热，耗气伤阴，当戒禁。

（3）心阴虚：水证虽属阴虚，常兼有虚火一面，因此，饮食宜以高蛋白饮食，既富营养，又易消化。适当多食甘凉一类鲜果和蔬菜，切忌食辛辣化火之食物，以免动火耗阴，加重病情。

（4）心阳虚：心阳暴脱证是继发在心阳虚基础上，因此，饮食的调理是重要的辅助治疗。此证患者，应进食高蛋白，高碳水化合物的饮食。忌辛辣、慎油腻及难于消化的食物。

（5）心火上炎：本证是火邪炎上，故在饮食上尤要注意，饮食宜清淡，病情严重时宜流质或半流质，或松软可口、营养丰富的食物。戒吃辛辣煎炒食物，烟酒当禁忌。

5. 其他对心脏有益的药食同源食物[56]：茯苓能补脾渗湿，宁心安神。适用于冠心病证属心气虚而症见心悸、失眠者。每日用6~12g。本品有抱松根而生者，称为茯神，其宁心安神作用尤佳。

山楂既能抗心肌缺血，又能降血压、降血脂，是较理想的防治冠心病食疗药，尤适宜于高血压、高脂血症者。每日食用9~15g。

龙眼肉即桂圆肉，有补心脾、益气血的作用。凡冠心病而心气虚证候明显者，可常服食本品。每日服用9~30g。

薤白又称野蒜、小蒜，为中医治疗胸痹、心痛之常用药，有理气、宽胸、通阳、散结的作用。常用于冠心病证属阳虚、气滞或痰浊者。每日服用9~12g。

酸枣有养心安神作用，其中尤以酸枣仁作用最佳。冠心病有心悸者可服用本品。每日用量为9~30g。

百合有宁心安神和润肺止咳作用。冠心病症见心烦、心悸、失眠者可常服食本品。每日服用9~30g。

菊花有增加冠脉流量、改善心肌供血的作用。对冠心病有一定的疗效。常用量为9~15g。

桑椹子有滋阴补血、生津润肠作用。冠心病而有阴虚表现或便秘者可常服食。每日服用9~15g。

6. 营养处方

BMI：_____　　分类：_____

BMI= 体重（kg）÷ 身高^2（m^2）

体重指数（BMI）	WHO标准	亚洲标准	中国标准
偏瘦	<18.5		
正常	18.5~24.9	18.5~22.9	18.5~23.9
超重	≥25	≥23	≥24
偏胖	25.0~29.9	23~24.9	24~27.9
肥胖	30.0~34.9	25~29.9	≥28
重度肥胖	35.0~39.9	≥30	–
极重度肥胖	≥40.0		

腰围：_____ 分类：_____

性别	正常腰围	高腰围Ⅰ	高腰围Ⅱ
男	＜85cm	85~95cm	≥95cm
女	＜80cm	80~90cm	≥90cm

基本饮食原则：

根据量表得出结果 _____

_____

7. 推荐饮食方案：

（1）总热量：_____kcal/日

全日热能供给量 = 标准体重 × 每日需求量

理想体重（kg）= 身高（cm）–105

或理想体重（kg）=[身高（cm）–100]×0.9

劳动(活动)强度	消瘦	正常(理想)	肥胖
重体力活动（如搬运工）	45	40	35
中体力活动（如电工安装）	40	35	30
轻体力活动（如坐式工作）	35	30	20~25
卧床	30	25	20

（2）推荐摄入蛋白质：_____g　脂肪：_____g　碳水化合物：_____g

每日能量	蛋白质	脂肪	碳水化合物
	10%~15%	15%~30%	55%~70%

（3）推荐一日三餐的比例

早餐：中餐：晚餐 =1：2：2

早餐 20%
中餐 40%
晚餐 40%

（4）食物交换份表

①主食类

重量	食物举例
25g	大米、籼米、小米、卷面、干玉米、绿豆、赤豆、芸豆、银耳、苏打饼干、面粉、通心粉、荞麦面、干粉条、藕粉
30g	切面
35g	淡馒头
37.5g	咸面包
75g	慈菇
125g	山药、土豆、藕、芋头
150g	荸荠
300g	凉粉

注：1个主食类食物交换份可产生90千卡能量，其中含有蛋白质2g，糖类19g，脂肪0.5g。

②水果类

重量	食物举例
750g	西瓜
300g	草莓、杨桃
250g	鸭梨、杏、柠檬
225g	柚、枇杷
200g	橙子、橘子、苹果、猕猴桃、菠萝、李子、香梨、桃子、樱桃
125g	柿子、鲜荔枝
100g	鲜枣

注：1个水果类食物交换份可产生90千卡能量，其中含有蛋白质1g，糖类21g。

③豆乳类

重量	食物举例
15g	全脂奶粉
20g	豆浆粉、干黄豆
25g	脱脂奶粉
110 毫升	酸牛奶、淡全脂牛奶（半瓶）
200 毫升	豆浆

注：1 个豆乳类食物交换份可产生 90 千卡能量，其中含有蛋白质 4g，糖类 6g，脂肪 5g。

④油脂类

重量	食物举例
9g	豆油、菜油、麻油、花生油
12.5g	核桃仁
15g	花生仁、杏仁、芝麻酱、松子
30g	葵花子、南瓜子

注：1 个油脂类食物交换份可产生 80 千卡能量，其中含有脂肪 9g。

⑤鱼肉类

重量	食物举例
15g	肋条肉
20g	太仓肉松、瘦香肠
25g	肥肉、肝、排骨
50g	鸡肉、鸭肉、瘦牛肉、瘦羊肉、鸽肉、鲳鱼、鲢鱼、豆腐干
55g	鸡蛋、鸭蛋（中等大小）
75g	黄鱼、带鱼、鲫鱼、青鱼、青蟹
100g	鹌鹑、河虾、牡蛎、蛤蜊肉、兔肉、淡菜、比目鱼、鱿鱼、老豆腐
200g	河蚌、蚬子、豆腐、豆腐脑

注：1 个鱼肉类食物交换份可产生 80 千卡能量，其中含有蛋白质 9g，脂肪 5g。

附录二十四　明尼苏达心衰生活质量调查表 MLHFQ

（明尼苏达大学，1986 年）

在最近一个月内,您的心力衰竭对您的生活的影响 Did your heart failure prevent you from living as you wanted during the last month by		无 NO	很少 Very Little				很多 Very Much
1.	您的踝关节或腿出现肿胀? causing swelling in your ankles or legs，etc.?	0	1	2	3	4	5
2.	使您在白天被迫坐下或躺下休息? making you sit or lie down to rest during the day?	0	1	2	3	4	5
3.	使您在步行或上楼梯困难? making your walking about or climbing stairs difficult?	0	1	2	3	4	5
4.	使您在家中或院子里工作困难? making your working around the house or yard difficult?	0	1	2	3	4	5
5.	使您离开家出门困难? making your going places away from home difficult?	0	1	2	3	4	5

续表

在最近一个月内,您的心力衰竭对您的生活的影响 Did your heart failure prevent you from living as you wanted during the last month by	无 NO	很少 Very Little				很多 Very Much
6. 使您晚上睡眠状况困难? making your sleeping well at night difficult?	0	1	2	3	4	5
7. 使您和您的朋友或家人一起做事困难? making your relating to or doing things with your friends or family difficult?	0	1	2	3	4	5
8. 使您做获得收入的工作困难? making your working to earn a living difficult?	0	1	2	3	4	5
9. 使您的做娱乐、体育活动或喜好的事情困难? making your recreational pastimes, sports or hobbies difficult?	0	1	2	3	4	5
10. 使您的性生活困难? making your sexual activities difficult?	0	1	2	3	4	5
11. 使您对您喜欢的食物也吃的很少? making you eat less of the foods you like?	0	1	2	3	4	5

续表

在最近一个月内,您的心力衰竭对您的生活的影响 Did your heart failure prevent you from living as you wanted during the last month by		无 NO	很少 Very Little				很多 Very Much
12.	使你有呼吸困难? making you short of breath?	0	1	2	3	4	5
13.	使您疲劳、乏力、或没有精力? making you tired, fatigued, or low on energy?	0	1	2	3	4	5
14.	使您在医院住院? making you stay in a hospital?	0	1	2	3	4	5
15.	使您因就医花钱? costing you money for medical care?	0	1	2	3	4	5
16.	使您因为治疗出现了副作用? giving you side effects from treatments?	0	1	2	3	4	5
17.	使您觉得自己是家人或朋友的负担? making you feel you are a burden to your family or friends?	0	1	2	3	4	5

续表

在最近一个月内,您的心力衰竭对您的生活的影响 Did your heart failure prevent you from living as you wanted during the last month by		无 NO	很少 Very Little				很多 Very Much
18.	使您觉得不能控制自己的生活? making you feel a loss of self-control in your life?	0	1	2	3	4	5
19.	使得您焦虑? making you worry?	0	1	2	3	4	5
20.	使您不能集中注意力或记忆力下降? making it difficult for you to concentrate or remember things?	0	1	2	3	4	5
21.	使您情绪低落? making you feel depressed?	0	1	2	3	4	5

量表采用 Likert 6 级计分法,由"无"到"很多"分别赋值 0~5 分,得分越高,说明心衰对患者生活影响越大。

附录二十五 堪萨斯城心肌病患者生活质量量表（KCCQ）

以下问题是有关您的心脏衰竭，以及这个疾病可能会如何影响您的生活。请阅读并回答以下问题。这些问题的答案并无所谓的对或错。请在□勾选最适合您的答案。

1. 心脏衰竭对不同的人有不同的影响，有些人感到呼吸急促（喘），而有些人感到疲惫（累）。请指出在过去的两个星期内，心脏衰竭［呼吸急促（喘）或疲惫（累）］对您从事下列活动的能力有多少限制。

请在每行的其中一个□打√

活动	严重受限	相当受限	中度受限	轻微受限	一点也没有受限	因其它原因受到限制或没有从事这项活动
自己穿衣服	□	□	□	□	□	□
淋浴／盆浴	□	□	□	□	□	□
在平地上走一个路段（在平地上走一百米）	□	□	□	□	□	□
在庭院工作，家务，或拿食品杂货（买的东西）	□	□	□	□	□	□

续表

爬一段的阶梯（大约半层楼）不需要停	□	□	□	□	□	□
赶时间或小跑步（如赶搭公交车）	□	□	□	□	□	□

2. 跟两个星期前相比，您的心脏衰竭症状［呼吸急促（喘）、疲惫（累）或脚踝肿胀（水肿）］有改变吗？

我的心脏衰竭症状……

变得更差	稍微变差	没有改变	稍微变好	好很多	我在过去两星期没有症状
□	□	□	□	□	□

3. 在过去的两个星期，有多少次当您早上醒来时，您的脚、脚踝或小腿有肿胀（水肿）情形？

每天早上	一个星期三次或更多，但不是每天	一个星期一次到两次	一个星期少于一次	在过去两个星期从没有过
□	□	□	□	□

4. 在过去的两个星期，您的脚、脚踝或小腿肿胀（水肿）有多困扰您？我已经……

严重的困扰	相当的困扰	中度困扰	稍微困扰	一点也没有困扰	我并没有肿胀
□	□	□	□	□	□

5. 在过去的两个星期，平均来说，有多少次因为疲惫（累）限制了您去做您想做事的能力？

所有的时间	一天好几次	一天至少一次	一个星期有三次或更多次，但不是每天	一个星期一到两次	一个星期少于一次	在过去的两个星期从没有过
☐	☐	☐	☐	☐	☐	☐

6. 在过去的两个星期，疲惫（累）有多困扰您？我已经有……

严重的困扰	相当的困扰	中度困扰	稍微困扰	一点也没有困扰	我并没有疲惫（累）
☐	☐	☐	☐	☐	☐

7. 在过去的两个星期，平均来说，有多少次因为呼吸急促（喘）限制了您去做您想做事的能力？

所有的时间	一天好几次	一天至少一次	一个星期有三次或更多次，但不是每天	一个星期一到两次	一个星期少于一次	在过去的两个星期从没有过
☐	☐	☐	☐	☐	☐	☐

8. 在过去的两个星期，呼吸急促（喘）有多困扰您？

严重的困扰	相当的困扰	中度困扰	稍微困扰	一点也没有困扰	我并没有呼吸急促（喘）
☐	☐	☐	☐	☐	☐

9. 在过去的两个星期，平均来说，有多少次因为呼吸急促（喘），您不得不坐在椅子上或用棉被或比平常多的枕头（例如两个或以上）来支撑您睡觉？

每天晚上	一个星期有三次或更多次，但不是每天	一个星期一到两次	一个星期少于一次	在过去的两个星期从没有过
☐	☐	☐	☐	☐

10. 心脏衰竭症状会因许多原因而变严重，假使您的心脏衰竭变严重时，您有多确定您要怎么处理，或打电话给谁？

一点也不确定	不是很确定	一半确定	大部分确定	完全确定
☐	☐	☐	☐	☐

11. 您有多了解您可以做哪些事来避免您的心脏衰竭症状变严重？（例如：称体重、吃低盐饮食等等）

一点也不了解	不是很了解	一半了解	大部分了解	完全了解
☐	☐	☐	☐	☐

12. 在过去两个星期，您的心脏衰竭限制您享受生活的程度如何？我的生活享受已经被……

严重受到限制	相当受到限制	中度受到限制	稍微受到限制	并没有受到限制
☐	☐	☐	☐	☐

13. 假如您的后半辈子都必须与您目前有的心脏衰竭状况相处，您对这样的状况满意吗？

一点也不满意	大部分不满意	一半满意	大部分满意	完全满意
□	□	□	□	□

14. 在过去两个星期，您因为心脏衰竭而感到沮丧或忧郁的频率如何？

我所有的时间都觉得那样	我大部分时间都觉得那样	我有时觉得那样	我很少觉得那样（只有一到两次）	我从不那样
□	□	□	□	□

15. 您的心脏衰竭对您的生活方式影响有多少？请指出在过去两个星期，您的心脏衰竭可能对您从事下列活动的限制有多少。

请在每行的其中一个□打√

活动	严重的受限	相当的受限	中度受限	轻微受限	没有受限	不适用,或因其它原因或没有从事这项活动
兴趣，休闲活动	□	□	□	□	□	□
工作或做家务	□	□	□	□	□	□
外出拜访家人或朋友	□	□	□	□	□	□
与亲人有亲密关系	□	□	□	□	□	□

量表采用 Likert 6 级计分法，由"无"到"很多"分别赋值 1~6 分，得分越高，说明心衰对患者生活影响越大。

附录二十六 SF-36 简明健康问卷

下面的问题是询问您对自己健康状况的看法、您的感觉如何、以及您进行日常活动的能力如何，每个问题请选择一个最适合您的答案，并在答案后的"○"中打"√"。

以下方框由研究者填写 请打一个钩

---

1. 总体来讲，您的健康状况是：□

非常好	○
很好	○
好	○
一般	○
差	○

---

2. 跟一年前相比，您觉得您现在的健康状况是：□

比一年前好多了	○
比一年前好一些	○
和一年前差不多	○
比一年前差一些	○
比一年前差多了	○

健康和日常活动

3. 以下这些问题都与日常活动有关，您的健康状况是否限制了这些活动？如果有限制，程度如何？

	有很多限制	有一点限制	根本没限制	
（1）<u>重体力活动</u>（跑步、举重物、激烈运动）	○	○	○	□
（2）<u>适度活动</u>（如移桌子、扫地、做操）	○	○	○	□

续表

（3）手提或搬运日常用品（如买菜、购物）	○	○	○	□
（4）上几层楼梯	○	○	○	□
（5）上一层楼梯	○	○	○	□
（6）弯腰、曲膝、下蹲	○	○	○	□
（7）步行 1500 米左右的路程	○	○	○	□
（8）步行 800 米左右的路程	○	○	○	□
（9）步行约 100 米的路程	○	○	○	□
（10）自己洗澡、穿衣	○	○	○	□

4. 在过去四个星期里，您的工作和日常活动有没有因为身体健康的原因而出现以下这些问题？

每个问题都回答有或没有

	有	没有	
（1）减少了工作或其他活动的时间	○	○	□
（2）本来想要做的事情只能完成一部分	○	○	□
（3）想要做的工作或活动的种类受到限制	○	○	□
（4）完成工作或其他活动有困难（比如，需要额外的努力）	○	○	□

5. 在过去四个星期里，您的工作和日常活动有没有因为情绪（如感到消沉或者忧虑）而出现以下问题？

每个问题都回答有或没有

	有	没有	
（1）减少了工作或其他活动的时间	○	○	□
（2）本来想要做的事情只能完成一部分	○	○	□
（3）做工作或其它活动不如平时仔细	○	○	□

续表

6. 在过去四个星期里，您的身体健康或情绪不好在多大程度上影响了您的家人朋友、邻居或集体的正常社交活动？□

请打一个钩

根本没有影响	○
很少有影响	○
有中度影响	○
有较大影响	○
有极大影响	○

7. 在过去四个星期里，您有身体上的疼痛吗？□

请打一个钩

根本没有疼痛	○
有很轻微疼痛	○
有轻微疼痛	○
有中度疼痛	○
有严重疼痛	○
有很严重疼痛	○

8. 在过去四个星期里，身体上的疼痛影响了您的正常工作（包括上班工作和家务活）吗？□

请打一个钩

根本没有影响	○
有一点影响	○
有中度影响	○
有较大影响	○
有极大影响	○
您的感觉	

续表

9. 以下这些问题有关过去一个月里您的感觉如何以及您的情况如何。

（对每一条问题，请钩出最接近您的感觉的那个答案）

请在每一行打一个钩

在过去一个月里持续的时间	所有的时间	大部分时间	比较多时间	一部分时间	没有此感觉	
（1）您觉得生活充实吗？	○	○	○	○	○	□
（2）您是一个精神紧张的人吗？	○	○	○	○	○	□
（3）您感到垂头丧气，什么事都不能使你振作起来吗？	○	○	○	○	○	□
（4）您觉得心情平静吗？	○	○	○	○	○	□
（5）您精力充沛吗？	○	○	○	○	○	□
（6）您的情绪低落吗？	○	○	○	○	○	□
（7）您觉得筋疲力尽吗？	○	○	○	○	○	□
（8）您是个快乐的人吗？	○	○	○	○	○	□
（9）您感觉疲劳吗？	○	○	○	○	○	□

续表

10. 过去的四周内，您的健康或情绪问题是否影响了您的社交活动（如走亲访友）？□

所有的时间 ○

大部分时间 ○

比较多时间 ○

一部分时间 ○

根本没有 ○

总的健康情况

11. 请对下面的每一句话，选出最符合您情况的答案

每一横行只打一个钩

	绝对正确	大部分正确	不能肯定	一部分错误	绝对错误	
（1）我好像比别人容易生病	○	○	○	○	○	□
（2）我跟我认识的人一样健康	○	○	○	○	○	□
（3）我认为我的健康状况在变坏	○	○	○	○	○	□
（4）我的健康状况非常好	○	○	○	○	○	□

评价日期： 年 月 日

受试者签名：

研究者签名：

评分细则：

共计 36 个条目，根据各条目的权重，计算各维度中条目积分之和，得到各维度的原始分，利用公式将原始分转换为 0~100 的标准分。

标准积分 = 原始积分 - 该条目最低分值 × 100/ 该条目最高分值 - 该条目最低分值）

得分越高，表示健康状况越好，0~60 分表示健康状况差，60~95 分表示健康状况中等，95 分以上表示健康状况优良；总分为各维度得分之和，范围为 0~800 分。

参考文献

[1] Suaya JA, Stason WB, Ades PA, et al. Cardiac rehabilitation and survival in older coronary patients [J]. J Am Coll Cardiol, 2009, 54（1）: 25-33.

[2] 郭兰，王磊，刘遂心. 心脏运动康复[M]. 南京: 东南大学出版社，2014: 13-16.

[3] Thompson PD, Franklin BA, Balady GJ, et al, Exercise and acute cardiovascular events placing the risks into perspective. A scientific statement from the American Heart Association Council on Nutrition, Physical Activity, and Metabolism and the Council on Clinical Cardiology. Circulation, 2007, 115: 2358-2368.

[4] O'Connor CM, Whellan DJ, Lee KL, et al. Efficacy and safety of exercise training in patients with chronic heart failure. HF-ACTION randomized controlled trial. JAMA. 2009, 301: 1439-1450.

[5] Clinical practice protocol for cardiac rehabilitation for the acute care nurse. Aliso Viejo, CA: American Association of Critical Care Nurses, 2001.

[6] American Association of Cardiovascular and Pulmonary Rehabilitation. Guidelines for Cardiac Rehabilitaion and Secondary Prevention Program. Fourth Edition. Champaign, IL: Human Kinetics, 2003.

[7] American College of Sports Medicine. ACSM'S Guidelines for Exercise Testing and Prescription [M]. 6th Ed. Philadel-phia; Lippincott Williams & Wilkins, 2000, 145-149.

[8] Balady G J, Ades P A, Comoss P, et al. Core components of cardiac rehabilitation/secondary prevention programs: 2007 update: a scientific statement from the American Heart Association Exercise, Cardiac Rehabilitation, and Prevention Committee, the Council on Clinical Cardiology; the Councils on [J]. Circulation, 2007, 115（3）: 121-129.

[9] 中华医学会心血管病学分会介入心脏病学组，中华心血管病杂志编辑委员会. 中国经皮冠状动脉介入治疗指南 2012（简本）[J]. 中华心血管病杂志，2012，40（4）: 271-277.

[10] Smith SC Jr, Benjamin EJ, Bonow RO, et al. AHA/ACCF secondary prevention and risk reduction therapy for patients with coronary and other atherosclerotic vascular disease: 2011 update: a guideline from the American Heart Association and American College of Cardiology Foundation [J]. Circulation, 2011, 124（22）: 2458-2473.

[11] 陈可冀，张敏州，霍勇. 急性心肌梗死中西医结合诊疗专家共识 [J]. 中国中西医结合杂志，2014（4）: 389-395.

[12] American College of Sports Medicine. ACSM, S guidelines of graded exercise testing and prescription, 6th ed.（Philadelphia: Lippincott, Williams & Wilkins），2002: 167.

[13] Krauss RM, Eckel RH, Howard B, et al. AHA Dietary Guidelines: Revision, 2000: A statement for healthcare professionals from the Nutrition Committee of the American Heart Association. Circulation,

2000，102：2284-2299.

[14] Ades PA，Kathy Berra M，EdD JLR. AACVPR Statement：Core Competencies for Cardiac Rehabilitation/Secondary Prevention Professionals：Position Statement of the American Association of Cardiovascular and Pulmonary Rehabilitation [J]. J Cardiopulm Rehabil Prev 2011；31（1）：2-10.

[15] Squires R. Cardiac rehabilitation issues for heart transplant patient. J Cardiopulm Rehabil 1990；10：159-168.

[16] 中国康复医学会心血管病专业委员会. 慢性稳定性心力衰竭运动康复中国专家共识[J]. 中华心血管病杂志，2014，42（9）：714-720.

[17] Piepoli MF，Conraads V，Corrà U，et al. Exercise training in heart failure：from theory to practice. A consensus document of the Heart Failure Association and the European Association for Cardiovascular Prevention and Rehabilitation. Eur J Heart Fail，2011，13：347-357.

[18] 刘江生，马琛明，涂良珍，等."中国心血管病人生活质量评定问卷"常模的测定 [J]. 心血管康复医学杂志，2009，18（4）：305-309.

[19] Markku S. Nieminen，Martin R. Cowie，Helmut Drexler，et al. Executive summary of the guidelines on the diagnosis and treatment of acute heart failure [M].Joseph Massie on the natural rate of interest，1750.26（4）：384-416.

[20] Authors/Task Force Members，McMurray John J. V. Chairperson，Adamopoulos Stamatis，et al. ESC Guidelines for the diagnosis and treatment of acute and chronic heart failure 2012 [J]. European Journal of Heart Failure，2012，14（8）：803-869.

[21] Inder S Anand，Viorel G Florea，Lloyd Fisher. Surrogate end points in heart failure [J]. Annals of Pharmacotherapy，2002，39（9）：1414-1421.

[22] Myers J，Wong M，Adhikarla C，et al. Cardiopulmonary and Noninvasive

104

Hemodynamic Responses to Exercise Predict Outcomes in Heart Failure [J]. Journal of Cardiac Failure, 2013, 19 (2): 101-107.

[23] Fletcher GF, Balady GJ, Amsterdam EA, et al. Exercise standards for testing and training-a statement for healthcare professionals from the American Heart Association. Circulation, 2001, 10: 1694-1740.

[24] Pashkow, Frederic J. Clinical cardiac rehabilitation: [M].

[25] Karl Swedberg, John Kjekshus. Effects of enalapril on mortality in severe congestive heart failure: results of the Cooperative North Scandinavian Enalapril Survival Study (CONSENSUS) [J]. American Journal of Cardiology, 1988, 62 (62): 60A-66A.

[26] Group. C M. Effect of Enalapril on Survival in Patients with Reduced Left Ventricular Ejection Fractions and Congestive Heart Failure — NEJM [J]. New England Journal of Medicine, 1991, 325 (5): 293-302.

[27] Pfeffer M A, Braunwald E, Moyé L A, et al. Effect of captopril on mortality and morbidity in patients with left ventricular dysfunction after myocardial infarction. Results of the survival and ventricular enlargement trial. The SAVE Investigators [J]. New England Journal of Medicine, 1992, 327 (10): 669-677.

[28] Kendall MJ, Lynch KP, Hjalmarson A, et al. Beta-blockers and sudden cardiac death. [J]. Annals of Internal Medicine, 1995, 123 (5): 358-367.

[29] Faris R, Flather M, Purcell H, et al. Current evidence supporting the role of diuretics in heart failure: a meta analysis of randomised controlled trials[J]. International Journal of Cardiology, 2002, 82 (2): 149-158.

[30] Krum H, Cameron P. Diuretics in the Treatment of Heart Failure: Mainstay of Therapy or Potential Hazard? [J]. Journal of Cardiac Failure, 2006, 12 (5): 333-335.

[31] Pitt B; Zannad F; Remme WJ; Cody R; Castaigne A; Perez A;

Palensky J；Wittes J. The Effect of Spironolactone on Morbidity and Mortality in Patients with Severe Heart Failure [J]. New England Journal of Medicine, 2000, 44（341）: 709-717.

[32] Pitt B, Remme W, Zannad F. Eplerenone, a selective aldosterone blocker, in patients with left ventricular dysfunction after myocardial infarction [J]. New England Journal of Medicine, 2003, 348（14）: 1309-1321.

[33] Uretsky B F, Young J B, Shahidi F E, et al. Randomized study assessing the effect of digoxin withdrawal in patients with mild to moderate chronic congestive heart failure: Results of the PROVED trial [J]. Journal of the American College of Cardiology, 1993, 22（4）: 955-962.

[34] Rich M W, Mcsherry F, Williford W O, et al. Effect of age on mortality, hospitalizations and response to digoxin in patients with heart failure: the DIG study [J]. Journal of the American College of Cardiology, 2001, 38（3）: 806-813.

[35] O'Mara N B, Zimmerman W B. Withdrawal of digoxin from patients with chronic heart failure treated with angiotensin-converting-enzyme inhibitors[J]. New England Journal of Medicine, 1993, 329（24）: 1820-1820.

[36] 中国医师协会中西医结合医师分会，中国中西医结合学会，中国中西医结合杂志. 慢性心力衰竭中西医结合诊疗专家共识 [J]. 2016, 36（2）: 133-141.

[37] 中国康复医学会心脏康复专业委员会. 稳定性冠心病心脏康复药物处方管理专家共识 [J]. 中华心血管病杂志，2016（1）.

[38] 刘遂心. 冠心病康复/二级预防中国专家共识 [C]. 中国康复医学会心血管病专业委员会换届暨学科发展高峰论坛会议资料. 2012.

[39] Hochman J S, Buller C E, Sleeper L A, et al. Cardiogenic shock

complicating acute myocardial infarction—— etiologies, management and outcome: a report from the SHOCK Trial Registry. SHould we emergently revascularize Occluded Coronaries for cardiogenic shocK? [J]. Journal of the American College of Cardiology, 2000, 36（3 Suppl A）: 1063-1070.

[40] Willenheimer R, Rydberg E, Cline C, et al. Effects on quality of life, symptoms and daily activity 6 months after termination of an exercise training programme in heart failure patients. Int J Cardiol. 2001, 77: 25-31.

[41] 日本循环器学会「心血管疾患におけるリハビリテーションに関するガイドライン（2012年改訂版）」（班长: 野原隆司）. 2015

[42] Yeh GY; McCarthy EP; Wayne PM; Stevenson LW; Wood MJ; Forman D; Davis RB; Phillips RS. Tai chi exercise in patients with chronic heart failure: a randomized clinical trial [J]. Archives of Internal Medicine. 2011, Vol. 171（No. 8）: 750-757.

[43] Yeh GY; Wayne PM; Phillips RS. T'ai Chi exercise in patients with chronic heart failure. [J]. Med Sport Sci. 2008: 195-208.

[44] 胡赟皓, 张炜. 中医呼吸导引康复技术对改善慢性阻塞性肺疾病稳定期患者肺功能的研究 [J]. 中华中医药学刊, 2016, 02: 414-417.

[45] 苟春雁. 针灸治疗疼痛验案举隅 [J]. 针灸临床杂志. 2011,（1）: 38-39.

[46] 王连清. 浅谈针灸治疗疼痛病症 [J]. 北京中医药大学学报（中医临床版）. 1994,（1）: 22-24.

[47] 刘润茂. 针灸治疗疼痛的辨证与选穴 [J]. 宁夏医学杂志. 1986,（5）: 274-277.

[48] 邱红星. 中医治疗失眠60例临床观察 [J]. 中国卫生产业. 2014,（12）: 185-186.

[49] 邹涛, 尹克春, 黄静梅, 林霞. 子午流注择时沐足改善肝火亢盛型高血压病效果观察 [J]. 新中医, 2014, 08: 216-218.

[50] 王利玲,廖明,叶小宁,莫兰芳. 中医辨证施治结合饮食调养和穴位按摩治疗社区失眠患者效果观察[J]. 现代临床护理. 2014,(7):24-27.

[51] 王洪志. 中医心理治疗理念简述[J]. 中国心理卫生杂志. 2015,(10):729-732.

[52] 胡金萍,殷世鹏,田永衍. 移精变气法在情志病治疗中的运用探讨[J]. 中医研究. 2014,(12):4-6.

[53] 王永炎,王燕平,于智敏. 移精变气,杂合而治[J]. 天津中医药. 2013,(9):513-514.

[54] 常翠青,赵文华,贾梅. 心血管疾病营养处方专家共识[J]. 中华内科杂志,2014,53(2):151-158.

[55] Eckel R H,Jakicic J M,Ard J D,et al. 2013 AHA/ACC Guideline on Lifestyle Management to Reduce Cardiovascular Risk:A Report of the American College of Cardiology/American Heart Association Task Force onPractice Guidelines[J]. Journal of the American College of Cardiology,2014,63(25 Pt B):2960-2984.

[56] 张玉凤,王怡. 心血管疾病饮食指导及防治[J]. 中华现代护理杂志. 2006,(17):1593-1594.

32检